我是這樣的媽媽

育兒、失眠與藥物依賴的痛苦編年

梅麗莎・邦德 著

韓絜光 譯

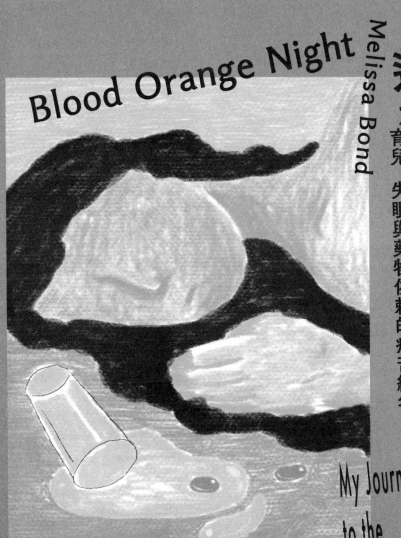

Blood Orange Night

Melissa Bond

My Journey to the Edge of Madness

目次

第三部　神醫

第四部　巨焰火球

獻給喬尼和凱昕，因為你們的愛與教導，
我終於成為一直希望能成為的那種人。
也獻給所有在此危難中受過煎熬或正受煎熬的人。

隆冬之中，我發現在我心中，有一個堅不可摧的夏天。

——卡繆（Albert Camus）

任一切發生於你：無論美麗與恐懼。

——里爾克（Rainer Maria Rilke）

願我的心始終敞向小小的
鳥兒，牠們是生之奧祕

——康明思（E. E. Cummings）

序言

剛開始墜落時，或黃或棕的瘀青在我身上交織成一幅地圖，我撫著它們一一數著：「這是在廚房撞到的。」「這是絆到椅子。」「這是我抱著女兒克蘿伊，在屋外草叢碰傷的。」剛開始墜落時，**否認**如同濃霧遮蔽我的雙眼。我花了好一陣子才意識到，醫生開給我的助眠藥不知不覺滲進我的體內，把我消滅到剩下一把骨頭和一團空氣，其餘什麼也不剩。我只不過是聽從醫囑。可我向下不停墜落。

醫生當初開安定文（Ativan）給我的時候，我對這種藥一無所知。現在我知道它是一種高效、作用快速的鎮靜安眠藥，與克癇平（Klonopin）、贊安諾（Xanax）、樂平片（Valium）及其他數種藥物同屬一類。樂平片在一九六〇年代末是美國銷售量最大的精神治療藥物，一九七〇年代更成為最普遍的一種處方藥，幾乎到哪裡都見得到。《脫線家族》（*The Brady Bunch*）的麥克・布雷迪在劇中就吞了不少顆。一九七九年的電影《鴛夢重溫》（*Starting Over*），畢雷諾（Burt Reynolds）飾演的角色恐慌發作，他哥哥一問：「誰有樂平片？」店裡頭所有女士都打開皮包。最令人印象深刻的是一九六六年滾石樂團寫的歌《Mother's Little Helper》，樂平片因此得到「媽媽的小幫手」這個別名，說出來誰都知道、誰都記得。

一九七九年，參議員愛德華．甘迺迪（Edward Kennedy）就苯二氮平類藥物的危害召開參議院基本健康小組委員會聽證會，稱苯二氮平類藥物「引起藥物依賴與成癮，二者均是難以治療康復的噩夢」。這之後不久，《時尚》雜誌稱這些藥錠「遠比海洛因更易成癮」。用藥人口下降了，但到了一九八〇年代，用於治療恐慌症的贊安諾問市，苯二氮平類藥物的人氣再度竄升。

我在二〇一〇年拿到安定文處方藥，當時我不知道醫學文獻建議這種藥不能經常服用，最多服用二到四周。我不知道雖然醫界已警告成癮風險高，長期處方箋卻仍有上升趨勢，我也不知道苯二氮平服藥過量及因此死亡的案例，很快會與鴉片類藥物不分軒輊。

我只知道，我是個新手媽媽，育有兩個幼兒，其中一個是唐氏症寶寶。我睡不著覺。我的婚姻正在崩解，而我拚了命想挽救。我拚了命照顧我的孩子，同時不斷想擺脫自己像個失眠鬼影的感覺。「吃藥吧。」醫生說，所以我照做了。只要能睡著都好，我一個月接著一個月吞下藥錠，嘴巴像饑餓的鯉魚張得老大。我信任我的醫生，我相信他知道自己在做什麼。

第一部　失眠

電視台想知道

2013年，11月～12月

先是光沒入陰影，接著被黑影吞噬。

你有過這種感覺嗎？你來過這個空間嗎？

少了睡眠的柔軟絨幕，人該拿夜晚怎麼辦？

這發生於我，像某處忽然朝我開的一槍。

距離上一次睡覺，我不知道已經幾天了。兩天？四天？

冬天，積雪像奇形怪狀的動物蹲伏在樹梢。我收到一封電子郵件，來自黛安．索耶《ABC世界新聞》。我那從育兒生活寫到現在變成安眠藥戒斷經驗談的部落格，被節目一名製作人看到了。我很驚訝自己病懨懨的居然還能寫作——我的眼球在眼窩裡顫動，肌肉震顫像蝴蝶的翅膀。除非我用必要的方法把症狀壓下去，否則不可能看書。但我還是一直寫。不寫不行。敲、敲、敲，敲電腦鍵盤的黑方塊不必用到眼睛。

有時候我心裡想著，只要我能講出這個故事，我就會活下去。何況我氣得發狂。為了發生於我的事——也為了其他像我一樣墜入黑暗的人，我盡可能平抑怒火，用準確的科學術語去寫。我希望大家明白這不是特例。我引用醫學文獻。看哪，我說，都在這裡了，你們看呀。數不盡的我們，被埋在這樣的病症底下，整整一個美洲大陸那麼多的人。有沒有用我不知道。我只知道我一直在寫發生於我的事，現在美國廣播公司想找我聊一聊。

製作人是紐約人，名叫納莉亞或納妮亞。我想像她一頭紅髮，氣勢洶洶，迫不及待挖掘真相。「我看到你的部落格，」她說。「我們希望去鹽湖城採訪你。」她問我願不願意在全國電視頻道講述我的故事。我愣了愣。我的天啊，是黛安·索耶（Diane Sawyer）欸。她是傳奇人物，資深記者，曾被懷疑是水門案中向鮑伯·伍華德（Bob Woodward）透露消息的祕密線人。黛安當上新聞節目《60分鐘》（*60 Minutes*）首位女性記者時，我還是高中生。每個星期天，我都坐在媽媽臥房的地板上收看節目。電視塞在媽媽的床腳一端，我和弟弟有一張長寬一八〇公分的地毯，每到我們說的「電視時間」，我們倆就會在地毯上就坐。看著黛安，我總有一種女性主義者睜大純真雙眸仰慕偶像的狂熱心情，直到今天依然這樣覺得。

我的孩子在樓下熟睡。

我女兒三歲，兒子四歲，我從女兒出生前就有現在的症狀了。我不知道我先生在哪裡，但我知道他聽到有人希望我上全國電視是不會贊同的。我的病症把他逼得瀕臨崩潰。我沒有腫瘤可以指責，沒有化驗結果可以一起抱頭痛哭、拿著向親友交代。我遭遇的情況沒有一個**確知**的說法。只有我一再向他抱怨，我的腦袋裡好像有一團火焰在燃燒。我渾身都痛，肋骨突出像鐵軌的枕木。他累了，恐懼像日蝕籠罩住他，我們之間的一切都化為黑影。我不怪他，但橫阻在我們之間的牆令我痛苦。然後現在來了美國廣播公司。來了黛安·索耶。

我怎麼有辦法拒絕？

我還是青少女的時代，黛安採訪過薩達姆·海珊，採訪過柯林頓。在無人獲准入境的年代，她就潛入過北韓。這個女人有分量，有膽識。好啊，當然好，黛安欸，我的天！她們想和我聊一聊，聽到這樣的事，我怎樣才不會發瘋融化成一團泫然欲泣的狂喜？

這個故事不容易敘述，現代又有這麼多新聞淪為社會的迷幻藥。新聞是毒糖果，是感官的消遣。也正是因為有這種追求一時聳動的機制，我面對黛安和她的製作團隊感到緊張不安。我想告訴這位納莉亞，或納妮亞，我會考慮接受採訪，但我不想拿我的病賣可憐，滿足媒體喜歡的美味適口速食題材。

我現在憤世嫉俗，有一部分是生病害的，請原諒我。

我兒子在樓下嬰兒床發出貓頭鷹般的「嗚—嗚」叫聲。他的唐氏症讓我們全都變得超乎自己想像的溫柔。上全國電視節目對我的家人會有什麼影響？我能怎麼保護他們？我應該問納妮亞，她們為什麼想採訪我。如果我只是被當作黃金時段觀眾邊吃飯邊同情的對象，那我不會同意接受採訪。因為這不單單只是我的故事。這是與我相仿的千百萬人的故事。我只是正好活下來了。我只是正好性格耿直。

我回信給製作人，無比惶恐。

好，我說，我會盡力。

他的心臟

2008 年 6 月～7 月

四天前開始的。斷斷續續，宮縮持續了一整夜。疼痛有繽紛的顏色——深的、淺的、空心的藍、濃重的藍、火焰般流動的紅。我和尚恩深信寶寶會來得順利。我們早有準備。我自覺像個亞馬遜女戰士。我們上過助產呼吸課程。陣痛終於開始時，我吸氣，吐氣，先過了十個小時，然後是二十個小時，再來是三十個小時。朋友們來了，彈著吉他唱了六個小時民謠，最後宣告放棄，各自回家。我們請的產婆拍起鼓，尋找誘導的節奏，呼喚孩子出來。我們開車去了醫院，又開車回家。誰也沒睡。吃些黑升麻看看吧。從客廳散步到後院，從紅地毯走向生機盎然的綠意。終於，到了第四十個小時，我們趕回醫院，我被固定在病床上，測量脈搏，測量血壓，看著監測螢幕上一隻小小的送子鳥橫越畫面，那代表寶寶的心跳——而線條正在往下降。

第四十八小時，病房裡擠滿一群穿著藍色手術服的人。我躺在帶輪的病床上，被人推著在走廊上疾馳，產科醫師跟在一旁小跑步。我看到他上唇杏仁粉似的鬍鬚。汗水在鬍鬚上凝聚成珠，復又消失。進了手術室，我被上了麻醉；像一頭白鯨在這個燈光刺眼的空間擱淺岸邊。尚恩在一旁手足無措。我的兒子經由剖腹被取了出來。我聞到我皮肉的焦味，然後聽見他嚎啕大哭。他的心臟又繼續跳了——我的兒子，總算來到這個世界。

而現在，住院進入第四天，我睡了太多，睡得頭腦昏沉。護理師推開門。時間是凌晨兩點。她像暗夜的幽靈，走廊的螢光燈從後照亮她的身影。

我猛然坐起來，電到似的。有事情不對勁。「怎麼了？」我問。

「是芬奇。」她說。「我們得**立刻**送他進新生兒加護病房。他呼吸缺氧。」

我起身，腳步踉蹌。尚恩睡在窗邊充當臥鋪的亮橘色座榻上，我搖醒他。我吃了羥考酮止痛藥，頭腦霧濛濛的，但我的身體知道大事不好。

我身上穿著醫院睡袍，腳上是尚恩送我的灰狼拖鞋。他幾個月前買回家的時候，我們都笑得半死，拖鞋上有一對超大的狼頭，比我的腳大兩倍。穿起來滑稽得很。此刻我們在醫院走廊上快跑的情景，因為這雙拖鞋多了一絲超現實氣氛。

進了新生兒加護病房，我們拿特殊的鬃刷，用強效抗菌皂瘋狂刷手，他們指示要一直刷到手肘。我和尚恩沿著一面牆找芬奇所在的病房，途中經過好幾個未使用的保溫箱，各個與洗衣機差不多大小。

找到的時候，護理師正在給芬奇插鼻管供氧。我和尚恩並肩看著，僵在原地。管子推進他小小的鼻孔時，芬奇哭了，隨著每一聲哭號，我的身體也跟著發出嗚咽。

護理師羅萍說明，芬奇會接受給氧，他的所有生命徵象都會有嚴密監控。院方馬上會開抗生素。「還是要由醫生指示，不過應該會做心電圖檢查他的心臟。」她說。我們待了幾個小時，輪流抱著芬奇。八個小時後，我回到病房以前，他已經在保溫墊上睡著了，小鳥般的胸膛在薄毯底下幾乎看不出起伏。

然後現在，住院第五天，我們準備出院，芬奇會留在新生兒加護病房。護理師來到我的病房辦理出院手續。我和尚恩在文件上簽了名，領了醫院發放的小提袋，裡頭有哺餵母乳和疫苗接種的衛教手冊，和一張標題叫《別大力拍，用點耐心坐下來》的DVD光碟，教新手爸媽如何避免嬰兒嗆奶。東西都收拾好以後，院方要我們回家把握時間睡一下。

「五點再回來。」其中一位護理師說。「到時心電圖應該就有結果了。」

●

尚恩和我婚後不到兩星期就懷上了芬奇。這種事總來得令人猝不及防。你可以想見，婚後我們經常親熱，但最後受孕那一次，就在我們去過壽司餐廳「隆」之後，那是我們在鹽湖城最喜歡的文青餐廳。我們先點了火山捲，然後又點了奶油銀鱈和熱辣爵士捲。服務生送餐來，只在桌旁停留片刻就走了，不想打擾我們。餐廳在周圍化為雲煙。我們吃吃傻笑，因為銀鱈和清酒的美味，也因為新婚的甜蜜。那種感覺飄飄然到我們才出了壽司餐廳就在車上熱烈交歡。回到家在廚房，我們的身體又交纏在一起。我們踩著緩慢的步伐，頭腦發熱，上氣不接下氣，好不容易走到寢室也只是立刻栽入婚姻溫暖的窩。我們是新婚的小倆口，世界仍然閃閃發光。

也就幾個星期前，我們才剛討論過我停止避孕的事，我深信以我三十八歲的年紀，要懷上孩子起碼也要幾個月或更長的時間。我跟尚恩說，我的腦迴路裡負責提取檔案的女士，得要翻找到**很久**以前，才找得到關於精子與其用法的資料。「我說真的，」我正色擺出最嚴肅的表情說，「她有年紀了，十幾年沒見過相關檔案了，找出來要**幾百年**。」這番詭辯其實完全是為我自己著想。尚恩與我交往兩個月就表明他想要孩子。**兩個月**。他的生理時鐘大聲催促。而另一方面，我呢，我深信我的宇宙命盤最差是讓我不育，最佳情況下受孕也沒那麼容易。不管是何者，我都認為我們還有時間。沒想到前前後後算來，我們就只有十二天。

我和尚恩婚後大約三個星期的一天早上，我從餐桌起身，開車去了藥妝店。我什麼也沒想，就是開車。到了店裡，我買了驗孕棒。很荒謬，我知道，但我不由自主。我**才不可能**懷孕。從開車到結帳，到跑回家在驗孕棒上小便，這之間我不斷對自己說。低頭看著藍色的小「十」號，我還是繼續對自己說。我笑自己是傻瓜、荒唐，沒事想太多嚇自己，一邊又尿了第二根驗孕棒，結果瞠目結舌，說不出話來。我在廁所裡呆呆望著牆壁坐了很久。我一直是家裡嬌寵的么女。沒當過保母，也從沒換過尿布。結婚總共才三個星期，我忽然就真的懷孕了。

不過，雖然我感覺措手不及，覺得自己還不適合當媽媽，對我的身體忽然孕育出一個人類感到驚愕，但懷孕讓我產生某種變化。我陷了進去。這就是母性嗎。這就是為人父母嗎，只是女性拿到一杯名為媽媽的雞尾酒，將我們喝進去，我們就成了新的生物。每天早上我起床，坐在我們的小平房的小餐桌邊，雙手捧著茶杯。我會對尚恩說：「幫我拍張照。」我拉起上衣以後，他會說：「還是像啤酒肚」或「你今天像個小香瓜。」我們會一起驚嘆我的身體變化得真快。

●

從醫院開車回家後，我和尚恩倒頭就睡。驚醒的時候正好還來得及在他們五點鐘換班前趕到醫院。我們跳上車，我提醒自己專心看著眼前。儀表板。路標。同一幅醫美看板廣告，看板上三個權充乳房的甜瓜逐漸增大。天空是粉筆的顏色，所有筆觸彷彿都被擦拭掉了。我感覺心臟在胸口用力跳動。**心臟**，我忍不住想。不，別想這個——看著廣告看板就好。

到了新生兒加護病房，我們使勁刷手。我們快步前進，盡量忍住別跑。芬奇在三號病房睡著了，但新交班的護理師說我們想的話可以抱他起來。那些管線要小心才行，我很怕把什麼扯掉。他好小，幾乎不到兩公斤。我抱著他貼著我的胸口。尚恩站起來，在小病房裡兜轉幾圈又坐下來。他看著我，然後看向地板。我們等待。

芬奇的身體只有半條吐司那麼大——好小，簡直要不存在了。他的手握成小小的胡桃。我永遠不想放開這個身體——這雙眼睛，這個小肚子。我將芬奇緊摟在胸口，在小病房裡來回走動，十分鐘後，坦普曼醫生走進來。他年約五十歲上下，棕色的眼眸透露出善良，給人的感覺與我們在醫院見過的其他醫生很不一樣。他穿卡其長褲配排扣襯衫，散發一股僧侶的氣質。他在我們面前的椅子坐下來，問候我們還好嗎。我們也不知道好或不好，尚恩回答他。我們想知道芬奇的心臟怎麼了。我們想知道兒子健不健康。坦普曼醫生嘆了口氣，看看尚恩又看看我，接著傾身向前，兩手肘支在膝蓋上。「心電圖結果回來了，」他說，「芬奇的心臟沒問題。」他頓了頓，善良的棕色眼睛望進我們眼底。我感覺肺裡重新注滿了空氣。「但是，血檢報告也回來了。芬奇驗出三染色體陽性。他有唐氏症。」

周圍所有聲響都被抽走。我的喉嚨哽住，抱著芬奇小小身體的雙手失去知覺。坐在我和尚恩對面的坦普曼醫生，樣子是那麼的滿懷同情，我噎在喉嚨的眼淚只能硬生生嚥下去。我哭不出來也喊不出來，因為洶湧的情緒將我淹沒，我的大腦還在與那些令人費解的感受努力搏鬥。我完全能理解，但我一點也不懂。我們漂亮、完美的芬奇怎麼會有唐氏症？唐氏症的人在我眼中向來陌生而怪異。我看過的好像無一例外戴著厚底眼鏡。他們笨重，眼距寬，而且弱智。**弱智**這個詞之於我忽然成為一個新詞。說起來，弱智到底是什麼意思？遲緩嗎？我的孩子會很遲緩？我的孩子可能不會說話？我的思緒一下奔馳一下停滯，努力想找個地方停住——某個能幫我穩住重心的立足點。

「我們要怎麼照顧他，這要怎麼知道？」終於我開口問。一問我就哭出來了。我的周遭沒有唐氏症患者。我也不認識有誰的親友當中有唐氏症患者。

黛安·阿巴斯（Diane Arbus）拍攝的黑白照片忽然閃進我腦海。一九七〇年，阿巴斯前往紐約上州，拍攝在精神障礙收容機構裡生活的人。那個年代有很多這樣的機構——倉庫般的設施，社會認為有病或智力缺陷的人可以在此隔離收容，以免成為家庭或社會負擔。我想起的那一張照片，是一群四或五個成年人牽著手，站在一片原野的遠處。應該是萬聖節，所以其中幾個人披著床單戴著小丑面具，床單在風中飄動，露出他們光裸、矮短的腿。他們彼此牽手的方式，也有某種說不上來的感覺——彷彿那是他們在這個世界上唯一必須牽住的手，整個情景因此顯得淒涼且無以言喻的孤單。但低頭看著我美麗的孩子，我頓時不知道該如何看待那張照片。我從沒想像過照片裡的那些人有父母。我從沒想過那些父母得知自己的孩子智能不足或有其他缺陷會是什麼心情。他們有什麼樣的心境？那些被送走的孩子又有什麼樣的心境？想到這裡，又一陣眼淚噎向喉嚨。我努力保持鎮定，但在這個玻璃牆面的小病房裡，我正一片片瓦解。

坦普曼醫生回答完物理治療和職能治療的問題後起身離開。我抱著芬奇坐著，看進他堅定不移的藍眼睛，努力把我對唐氏症的理解與他完美的小身體連結在一起。頃刻間，我對於機構裡那些人看起來好孤單、好哀傷、好異樣的印象全都消失了。唯一含有氧氣能讓我呼吸的，是我對我的孩子的愛。那些照片喚起的憂愁消散在愛裡，我感覺是愛在呼吸我。吸進、吐出，吸進、吐出。除了愛，別無其他。而在這個新系統裡，對於唐氏症患者或生存方式與眾不同的人，我的一切感受都有了轉變。我不在乎他多一條染色體。我不知道那是什麼意思，也不知道我們能怎麼幫助他，但我知道我們會學。我愛他，那股力量把我柔弱的心融為液體。

尚恩和我在醫院一直待到天黑。我們離開去吃晚餐，年輕的服務生似乎感覺到包圍我們的空氣凝重，在餐後端來一大片巧克力覆盆莓蛋糕。「招待的。」他的語氣柔和。「我只是覺得，你們今晚會需要蛋糕。」我又哭了出來。坦普曼醫生和巧克力蛋糕表達的單純善意，外加不知道怎麼照顧芬奇的恐懼，使我的眼淚止不住流淌。尚恩握住我的手。他也哭了。

「謝謝你。」我對服務生說，他自己也快落下淚來。

●

不是當晚，而是隔天晚上，我睜著眼躺在床上，想著「美」這件事。二十幾歲的時候，我上過那種華貴的文理學院，掏空了我的口袋，在我的腦袋裝滿哲學。我攥著它們，像攥著熠熠生輝的古老岩石。這些哲學有重量，有分量。在我感覺自己漂流無依，船錨被人生提出的諸多龐大疑問給拔起時，我常回頭求助於這些哲學。我讀柏拉圖、亞里斯多德和蘇格拉底。我鑽研加倫和阿基米德。我捧讀史詩。他們全都談論著美、道德和真實，他們的許多想法就這樣充斥在我腦中和嘴邊。有時候，那感覺就像我把這些古老的石頭放在嘴裡翻動，舌頭這裡推推、那裡舔舔，感覺那些尖銳的稜角，感覺什麼是正確的。石頭時而光滑，時而劃破我的舌頭，但我總是能倚靠它們的厚實。

芬奇不在的那幾個長夜，我想到普羅提諾（Plotinus），西元三世紀的哲學家，《九章集》（*The Enneads*）的作者。他形容星星是字母將自己鐫刻於天空。他相信每時每刻都充滿徵象，世界上發生的事都經過協調，「萬物呼吸齊一」。我長久以來一直很喜歡這個概念，也不計較普羅提諾並不知道星星是一堆不會呼吸且早已死去的天外物質。長久以來，每當我的憤世嫉俗和生存焦慮發作，宇宙與其間萬物一同呼吸的意象一直是我用以定心的慰藉。我在嘴裡感受普羅提諾這枚石頭。他會怎麼形容芬奇？這個美麗的男孩在我的宇宙降生，他會怎麼解釋？我感受到一股盲目、炙熱的愛和驚奇，**這是美嗎？這種美注定會沿著縫隙把一個人剖開嗎？**

隔天去看過芬奇後，我和尚恩站在醫院外，逐一撥電話給我們的知交好友和家人，把芬奇的診斷結果告訴他們。我看著尚恩手機抵著耳朵，在醫院停車場走來走去。他聯絡了他媽媽和姊姊。我打給我媽、我弟弟、我情同姊妹的好朋友艾薇，她和我一樣熱愛寫作。另外也聯絡了幾個朋友。只有對方的回應令人難受的時候，你才會覺得難受。最難受的是有個朋友尷尬地說了句「很遺憾」，彷彿某個錯誤鑄成了，彷彿我的孩子是壞掉的。我安慰自己，我朋友只是不知道該說什麼，他八成是為這個艱難的處境表達遺憾，但針刺的感覺仍隱隱作痛。更不好受的是我知道要是角色顛倒過來，我也可能不假思索說出同樣的話。我也可能回答得呆頭呆腦，無意間在一顆努力想要重新拼湊自己的柔軟的心上施加失落感。

進新生兒加護病房前，我和尚恩消毒了雙手。十點鐘，我們和語言治療師傑瑞面談，十一點再和職能治療師瑞秋面談。我們得知到芬奇滿三歲前，聯邦贊助的早期療育計畫會補助物理治療和語言治療費用。每和一個人談過都帶給我更多力量。治療師的話是我們的支柱，讓我們預見養育一個不同於常人的幼兒會是什麼情形。他多數時候還是會和所有孩子一樣。小寶寶會做的事，他一樣會做，只是會多花些時間。他們會協助我們。我們不必只靠自己想辦法。他們表露的信心和同理心使我相信我做得到。我能照顧好我的孩子。在我心中高高升起的恐懼開始消散。我們做得到。我們的孩子是這麼的美。而且比什麼都更重要的是，我們全心全意愛他。我們甘心沉醉於對他的愛。

午餐後，我們領到高壓給氧機。芬奇會帶著五個氧氣瓶和六公尺長的管線回家，方便我們在家中走動，以及一個監控器。醫生告訴我們，很多唐氏症的孩子剛開始都有獲氧不足的問題。他們也不清楚原因。約一成患者出院會領到我們拿到的設備回家。套管上配合鼻孔分出兩個小管，兩旁有兩個很黏的膠圈貼在他的臉頰上固定住。那一天午後，我們一家三口走出醫院，走進超現實的停車場風景。醫院很安全。而現在，我們走在龐大建築的陰影下，扛著沉重的氧氣瓶和一個蜷縮在座椅裡的小男孩，汽車安全座椅像一艘戰艦圍住他小小的身體。

●

回家後的第十五天早上，餵芬奇喝了又一瓶我用醫院分送的電動吸乳器（配合特製媽媽用哺乳胸罩可以不必手持）擠的母乳後，我和尚恩討論到是不是該寫電子郵件告訴我們比較廣的朋友圈。我們已經考慮了幾天，想著要怎麼敘述芬奇的診斷結果。我希望大家知道他是健康的，只是和我們預期的有所不同，而我們愛他。我覺得不難。尚恩樂見我知道能怎麼寫。他說他五味雜陳，他不知所措。我們有孩子了，這件事帶著他的心向前飛馳，但唐氏症又把這條路推向我們彼此都看不見的遠處。我寫郵件的時候，他說想在屋外坐一會兒。他想再喝一杯咖啡，暫時不去想任何事。

我寫了好幾版草稿，可是不是太傷感就是太囉嗦，我又開始有點想哭，不得不先停下來。我看向芬奇的睡臉。怎麼有辦法這麼快就愛他愛得這麼深呢？我輕撫他的一根小手指，他縮起手指勾住我的。幾分鐘後，我回到電腦前，用他的重要數據為郵件開頭：

芬奇．丹尼爾在二〇〇八年六月二十六日出生，體重兩千三百二十四克，和他爸爸一樣頂上無毛，冰藍色的眼眸能電倒一頭大象。你們很多人已經知道他診斷出唐氏症。對我們來說這只代表，他這個萬花筒擁有的顏色比我們想得到的還要多。我們打從心底愛他。

史汀，與笑容燦爛的男孩

2008 年 9 月

芬奇出生兩個月後，我重回在《山坳》（*Wasatch*）雜誌[1]的副主編工作。這是為西部山間地區讀者服務的雜誌。我曾經採訪過州長瓊．杭茲曼（Jon Huntsman）和其他地方名人等等。同事是一群聰明風趣的人。可以和能夠為自己泡牛奶的成年人為伍，這種快樂令我心滿意足。我沒想過當個照顧嬰兒的母親是這麼寂寞的事。社會對於母職有太多的吹捧美化——媒體上滿是那些雙頰紅潤的寶寶與母親深情對望的影像。還不是為了賣嬰兒用品。我跟朋友說，我絕對是不小心沒拿到真正的親子手冊，我相信某個平行時空一定有這樣一本手冊，向你解釋生兒育女的真正本質。告訴你就算不是一連幾天，你也會一連幾個小時一邊用疊字詞說話，一邊看著窗外下著雨，上衣沾了奶也沒換，因為一旁根本沒人會看見，何況換完沒幾分鐘馬上又會沾到奶。

尚恩一個朋友把她家請的兼職保母介紹給我們。克莉絲汀娜是智利移民，虔誠的摩門教徒，現在每星期有十二個小時，她會看著芬奇在嬰兒地墊上咿咿呀呀。我們建立起規律。我每天有四個小時會進公司、寫文章、與作者接洽，然後回家編輯文章，並協助芬奇在U型枕上做物理治療運動，每天我會把U型枕塞進他的胸口底下三次。

芬奇出生的兩個月後，我和尚恩有一天去了史汀的演唱會。有個朋友送我們兩張票，克莉絲汀娜也答應會照顧芬奇到我們回家。我們欣喜若狂。過去幾個星期，一股不安的氣氛在公司悄悄蔓延。我的編輯艾薇和我在辦公室間走動都壓低了腳步聲，交換心照不宣的眼神。我告訴自己，這一波金融海嘯的暗潮還沒拍向我們的腳跟，但我知道這是在騙自己。我被分派的業務增加了，因為我們的外包預算縮減成一個可笑的數字。我採訪 Overstock.com 執行長派崔克．伯恩（Patrick Bryne）。我瘋狂寫文章，心想只要我們繼續創造美麗的事物——美到令人同情，我們的雜誌就不會滅亡。昨天艾薇在茶水間說，她希望我們至少撐到冬季號出刊。我看著地板，啞然無言。我無法想像沒了這本雜誌，就是沒辦法。所以，看到克莉絲汀娜來到家裡，讓我們有一整晚的時間可以縱情沉浸於一位歌手留給世人的純粹且美麗的印

1 Wasatch，音譯瓦沙契，是美國猶他州中部縣名，源自原住民族猶他語，意思是山坳。

記，我簡直都要哭了。

「記得八點鐘餵奶。他大概會喝兩個奶瓶，所以要同時熱好，之後他要是沒立刻入睡，就放《彩虹之上》給他聽。」我說。「對了，有空摸摸貓咪。可憐的阿呆，最近都沒人理牠。」她推著我們出門，我又回頭叮嚀。

「快去吧。」她用輕快悅耳的口音說。「不用擔心我們。」

就這樣，我們驅車前往優沙納露天劇場，一座壯觀的戶外演唱會場地，四周有無懈可擊的山景，不過飲食廣場賣的啤酒也貴到令人心痛。我和尚恩找到我們的座位，就在舞台正前方，尚恩接著離座去買啤酒和礦泉水。我計算著開場樂團幾點會開唱。心想如果半小時內開唱，史汀大概一個半小時左右以後會上台，這表示我們應該三個半小時後就能回到家。我傳簡訊給克莉絲汀娜：

我：「家裡還好嗎？」

克莉絲汀娜：「很好唷。他在做伏地挺身。」

我：「他有沒有想我？」

克莉絲汀娜：「他忘了你的存在。」

我：「謝啦。」

克莉絲汀娜：「不用客氣。」

我關掉手機，下一秒又打開。我這是在庸人自擾。但我無法保證我家附近不會有哪裡失火。萬一是這樣，或者萬一克莉絲汀娜帶芬奇出門遭狂犬攻擊，我會需要手機的。我盤算起我和尚恩跑向停車場把車開上高速公路會需要多久時間。尚恩端著飲料回來了。

「乾杯。」他舉起啤酒說。

「乾杯。」我說，碰了碰他的塑膠杯。

開場樂團奔上舞台，海嘯般的音浪撲向我們。我不認識這個團。我已經不認識現在的樂團了，這讓我大受打擊。音樂之於我向來是神祕力量的象徵。我創建過不計其數我的最愛播放清單，我深知最好的音樂有能力捕捉心底湧現的情感。但才一年多的時間，我已經不再是典型的文藝青年，我成了典型的媽媽，用機器擠母乳，站在冰箱旁吞嚥食物。朋友送票給我們的時候，我一想到能看到史汀就興高采烈，現在我卻因為把孩子留在家焦慮得發狂。

「這個團是誰啊？」尚恩拿著啤酒的手推了推我，張大嘴無聲地問。

「不知道。」我也用嘴形回答。

他靠向椅背，啜了一口啤酒。我看向面前一對二十五、六歲的情侶。那個稚嫩的男生不出所料穿著黑色牛仔垮褲，露出拉高的四角白內褲。女孩身材瘦高，戴一副銀圈耳環，穿刷破黑色短褲。刺青圖案在她的整片小腿上展開，維妙維肖重現了達利畫作中的大象。《醒前一秒蜜蜂飛繞石榴樹引起的夢》（*Dream Caused by the Flight of a Bee Around a Second Before*

Waking）是這位西班牙超現實畫家極有名的一幅作品。我趁瘦女孩四下張望的時候湊向前，指了指她的小腿，笑著對她豎起拇指。

「很酷。」我用嘴形說完，對她咧開大大的笑容，掩飾剛才對她比的讚。

我和尚恩一邊看開場表演，我每五分鐘就忍不住查看手機，看看有沒有克莉絲汀娜傳來的簡訊。沒有，她沒說家裡失火。

到現在我還是不知道名字的開場樂團終於結束演出，我跟尚恩說我再去買些喝的。放眼望去，排隊的每個人不是刺青就是穿了耳洞。我強烈意識到自己穿的是一件媽媽裝上衣。胸罩裡塞了吸水墊，以免演唱會途中母乳滲透上衣。我第一次覺得自己沒有半點魅力。

離開飲食廣場，我走在露天劇場上下層座位區之間，和剛才出來是同一條路線，但回去路上我湊巧抬頭看向一個單獨隔開的座位區，看到一張輪椅抵著鐵欄杆，上面坐著一個青年。他的笑容不只是燦爛能形容。他有一頭棕色捲髮，深藍色的眼睛殷切看向舞台。他的身旁坐著一個上了歲數的銀髮婦人。她穿了一件柔黃色背心裙，一手搭在輪椅的扶手上，方便她握住他的手。

忽然間我看見了他們所有人。我停下腳步。無數的身體支著助行器或坐著輪椅，慈愛的手或護帶橫過胸膛固定住他們。有些人和芬奇一樣眼距很寬——和我的孩子一樣，我美麗的孩子。他們在這裡，和我一樣，來看史汀。上層欄杆告示寫著：殘障座位區。我的呼吸急促起來，淚水在眼角積聚成灘。我剛才出來怎麼沒看到？我怎麼會這麼盲目？就在此時我才驚覺，我這輩子一直這麼盲目。一整個群體，人類的一整個分層，我一直視而不見。那個身體前傾、笑容燦爛流露喜悅的男孩，我視而不見。他那手勢溫柔的母親，我也視而不見。我的心裂成兩半。笑容燦爛的男孩低頭看到我。我把手湊近唇邊吻了一下，然後向他揮手。他沒有揮手，但也笑著回我一吻，朝我上方的空氣努了努嘴唇。**天啊**，我心想，**他是金黃色的**。我霎時間淚流滿面，身體軟塌塌倒向水泥牆。一分鐘後，史汀上台了，我回到尚恩身旁，站在我的座位前，臉上淚水未乾，我扯開嗓門大聲跟著唱。

●

三個月後，我和尚恩擠進義大利餐廳卡內拉的小木頭卡座，《山坳》雜誌在這間地方餐廳舉辦耶誕派對。金融海嘯還是沖上了我們的沙灘，但我們頑強抵抗，埋頭喝著否認的河水。**為我們歡呼**，這場派對宣告，**我們不會像其他雜誌就這樣收掉。看看我們這場盛大的派對，有肥美牛排和喝不完的紅酒**。**我們氣勢正旺**。**我們是幹大事的人**！

我們的員工近幾個月來逐漸減少，因為發行人不得不想方設法維持雜誌營運。我的同事坐進深色木椅，加入我和尚恩。尚恩說了幾個耶誕老人的下流笑話，很快也有人響應，問老虎伍茲和耶誕老人的差別在哪裡（耶誕老人到第三洞〔hole〕就停了——因為耶誕老人只會呵呵呵〔hos〕），我們全都放聲大笑。我們像同樂會的小朋友一樣大聲喧嘩聊天直到餐廳打烊。那是活像諾曼．洛克威爾[2]畫裡熱鬧的一刻。希望和承諾照亮我們，我們歡欣鼓舞，神采飛揚。

回到家，尚恩在浴室脫去我的衣服。我們的指尖和嘴唇在彼此身上游走，身體緊緊交疊，在這一夜的魔咒下陣陣發麻。

「是不是該做點防護？」

「不用。」尚恩說。「你在餵母乳。噓……」

事後，我縮起身子貼靠著他溫暖的背，聽著他呼吸的聲音。**只要這個**，我心想，**這就夠了**。

2 諾曼．洛克威爾（Norman Rockwell），二十世紀著名的美國插畫家，作品有強烈的時代感，表現出美國社會大眾的生活、文化和理想樣貌。

復活節彩蛋的藍

2009 年 2 月

我一直在假裝不要緊，但三個星期過去仍未拿到薪資支票，我知道事態嚴重了。《山坳》雜誌正在瓦解，就連我們這些核心成員也持續減少。員工悄悄被裁退，我每一天進公司都會發現又少了誰。今天分銷經理沒來了，明天是平面設計師，後天是版權編輯。上頭承諾我們這些殘存的人能拿到薪水，但至今沒見到一個影兒。

尚恩有自己的景觀工程事業，很吃重體力，所以他喜歡在冬天休假恢復元氣。我正往頭上套發熱內衣的時候，他替我端來一杯咖啡，坐在床緣看我換衣服。我彎腰撿我的羊毛襪，他像個十七歲的小屁孩抓了我的屁股一把。

「你要進公司？」尚恩問。

「對呀，我當然要進公司。」我抓起車鑰匙。

「還有人會去嗎？」

「不知道。」我說。「希望有。」

進《山坳》雜誌工作前，我自認是一個街頭游擊詩人，我以為我的貧窮會因此聽起來比較冠冕堂皇，比較像是我有意的選擇，雖然其實不完全是。在詩歌活動之間，我到處找按件計酬的工作。我替金屬藝術家凹過鐵條，也在外地遊客光顧的時髦啤酒餐廳端過軟木托盤。我替律師寫過離婚文件，還曾經化身平面設計師，為高檔寵物精品店設計廣告文宣。也曾經壯起膽子進入監禁設施教重度成癮患者寫作。在這之間，我會籌辦尬詩擂台和快閃活動，組織一票人穿著桃紅色箍裙在街角誦詩。作詩。鬥詩。但沒斷過寫作。然後我遇見了雜誌。應該說，**這一本**雜誌。我喜歡它、它也喜歡我的一本雜誌，我們共舞了一支小曲，我開心到只差沒昏過去。我甚至有了正式職稱：副主編兼詩歌編輯。我有了健保。我是哼著歌的快樂女孩。我從詩人變身體面的記者，唱著自我之歌，**而且**還有錢拿。

我沒對尚恩說什麼，但我需要進辦公室，在公司的時間能讓我在日復一日瑣細的母職之外想起自己是誰。我深愛我兒子，但雜誌工作能給我心中的寫作者一個自己的房間。所以我依然開車前往《山坳》雜誌所在的那棟又白又方的樓房。我爬上兩層階梯來到辦公室。電梯門上貼著手寫的「故障」告示。電梯故障有幾周了，其實整棟樓都有一種從內掏空、瀕臨毀壞的氣氛。我敢說原因不全然出在景氣衰退，八成是因為這棟樓的管理人住得很遠。我自己編了個故事，想像這棟樓的所有人是某個紐約的對沖基金經紀人，只是想找個地方存放他的現金，不在乎有沒有人租用辦公，更不會管電梯能不能運作。

辦公室裡很冷。暖氣幾天前就被切掉了，這不容分說絕對是一記喪鐘。但我依然懷抱希望，依然守著小小的不信邪。我穿了四層衣服還是覺得冷。我用艾薇前幾個星期從家裡帶來的微波爐熱了一杯水。主廊旁的茶水間裡，咖啡和茶都不剩了。我翻了翻我桌上的文件。我的辦公室沒有窗戶，四面牆都是白色水泥底漆，是那種感覺既粗糙又單調的白。很久之前有某人在我正前方門邊的牆上切了個四方形窗洞，裝上一片透明壓克力板。這面壓克力假窗讓我能往外看到對牆，雖然對牆也是白的。時間上午九點三十分。我坐在辦公桌前，穿著四層衣服，捧著裝熱水的馬克杯，獨自處在這一片可恨的白色之中。

我瞪著電腦過了無言的半小時後，艾薇走進來，眨了眨眼，把薪資支票遞給我。發行人來過了。一切都沒事，一切都好，我的擔心全沒必要。州長的採訪已經校樣完成，照片也取得了。是的，景氣正在衰退，是的，報紙雜誌像魚在潮水退去的沙灘上翻跳掙扎，但我們會熬過去。

兩天後，我正在家裡協助芬奇做他的小寶寶伏地挺身，艾薇打電話來，請我把最終校樣檢查一遍，看完就能把這一期雜誌送印。我的工作時間分成在辦公室和在家，真的是好狗運。我可以在芬奇周圍堆滿玩具，然後躺上沙發編輯文章，直到他突破動物玩偶的重重包圍。他會奮力把玩偶甩向一邊，我把這種行為當成絕佳的粗大動作技能治療，但我們家的貓阿呆現在看到玩偶圍成圈，開始害怕玩偶會不會突如其來發動攻擊。

「你能在兩點前把校樣看完嗎？」艾薇問。

「可以。」我說。「兩點嗎，沒問題。」這是我需要的踏實感。我又感到堅強和自信。我在做自己喜歡的事，而且能以此謀生，我感覺勢不可擋。我表現出一副若無其事的樣子，但心裡樂不可支。我想像自己是新一代的黛安．索耶，左手詩人，右手記者，以我自己奇特的節奏踩著拍點。我在《山坳》一年半了。再給我一、兩年，我幻想自己能闖進《滾石》雜誌或《紐約客》，說不定二者同時。我會和麥爾坎．葛拉威爾（Malcolm Gladwell）見面喝咖啡，稱讚他寫的尿布突破性科技報導大大改變了我的生活。我們會成為朋友。感謝上蒼，生命如此輝煌。

我決定看完校樣後去上瑜珈課。我體內的能量像一股海潮。我需要動起來。

下午兩點半，尚恩接手照顧芬奇。我們交班換手，尚恩吻了吻我。

「真高興你拿到薪水了。」他一手伸進我的上衣，對我的脖子輕聲吐氣。「今晚我們是不是可以慶祝慶祝。」

●

去瑜珈教室的路上，暫時放下了革命或育兒的憂心，我一個右轉把車開進附近超市的停車場。這個拐彎並不在我計畫內。甚至直到當下我都沒多想。但我下了車，走進超市，徑直就往保險套區走去。噢，保險套。光是這個名字就這麼令人想入非非，偷偷傳達著歡愉。家庭驗孕試劑也陳列在保險套區，我需要一支。不對，我需要兩支——以防萬一最好買兩支。因為尚恩和我近來都沒使用那些商品名稱愛用法語的產品。我們沒有做任何避孕措施，雖然我還在哺乳，**雖然**有所謂「老蚌難懷珠」的說法，但我忽然有一股壓抑不住的衝動，覺得應該驗個孕。我買了兩支裝的驗孕組合，外盒是令人安心的粉色，一上車我就把紙盒捲進瑜珈墊。

五分鐘後，我進了瑜珈教室，薰衣草揉合汗水的氣味迎面而來。鞋子在階梯上豎立排放得整整齊齊。每次走進瑜珈教室，我總感到一股安靜的喜悅。我早到了幾分鐘，盥洗室平常總是擠滿想趕在把身體凹成各種姿勢前先尿個尿的人，但現在還空著。我把瑜珈墊像橄欖球一樣揣在臂彎裡，衝進盥洗室。

盥洗室的馬桶前方有一個小層架，擺著幾卷衛生紙和一個小木牌，白色的手繪花體字寫著「**深呼吸**」。我展開瑜珈墊，拆開驗孕棒外盒，心臟像個喝醉的娃兒歪倒在我的胸口。**深呼吸**。我尿了第一根驗孕棒，放到層架上等，褲子就堆在腳踝邊。我看著驗孕棒逐漸變成藍色。復活節彩蛋的藍。我的天，不可能吧。沉緩的嗡嗡聲在我腦中響起。我拆開第二根驗孕棒，尿了之後再繼續等。又不一定準，這些試劑。也有可能測出假陽性。但沒過幾秒又是一樣：藍色＋號。是真的。呼吸堵在我胸口。又有乘客搭上車了。

我把兩根驗孕棒扔進垃圾桶，堆了些衛生紙在上面。我在傻什麼。我咧著沾沾自喜的笑容簽到。學員魚貫走進來，低聲交談充滿教室。我在地板上鋪開瑜珈墊躺下來，盡可能冷靜下來。**冷靜一點！老天，這裡是瑜珈教室**。瑜珈老師姓金，筋骨柔軟，人也漂亮。她在我正前方她的墊子上坐下，彷彿坐在一條河邊。**嘿**！我**就是**那條河。接著我們低下頭，誦唸三字明咒。我開始克制不了咯咯傻笑。這是我的老毛病了。任何澎湃的情緒都能引發傻笑。有這樣的情緒反應機制實在令人難為情，尤其是在瑜珈教室裡。我感覺自己像第一次性交的男生，用盡一切方法讓自己分心好維持雄風。**想想你婆婆的臉！不，想想一隻病得很重、很重的貓咪！**我哼笑出豬叫聲，又一個難為情的習慣。貓咪生病的畫面反而令我忍俊不住。我對著我的背心式哺乳胸罩不停發出豬叫。**想想死和大屠殺！世界末日！殭屍吃掉小孩！**

等到我們從河流和咒語進入到山式，我好不容易總算止住狂笑。但我還是在發癲。我喜不自勝，做下犬式的時候從手臂下方看到我隔壁的太太，我很想用會丟臉的音量對她說——不，我很想像個瘋子大喊——「嘿，你知道嗎？我懷孕了！你他媽的敢信嗎？」

隔天晚上，我給了尚恩一個驚喜。我請克莉絲汀娜過來幫忙照顧孩子幾個鐘頭，讓我和尚恩出門約會。我帶他去了大都會餐廳，這是鹽湖城市區一家裝潢華美的餐廳。大都會餐廳在《山坳》雜誌上刊登廣告，我們社內有幾個人拿到禮物卡作為刊登費用。這裡是那種你起身去洗手間會有英俊的義大利人見機到桌旁把你的餐巾快速折成天鵝的餐廳。我一方面覺得尷尬，卻也歡喜雀躍。真是荒唐，這種折餐巾的俗氣行為。但我還是帶我家男人來到這裡，這樣我們才能坐在爐火邊，點水牛肉小菲力佐石榴糖蜜，接著我就可以告訴他，我懷孕了。又懷孕了。這一天稍早，我散步去了計畫生育協會（Planned Parenthood）接受真正的驗孕。協會的人希望我好好計畫，而我雖然已經自行驗了兩次，他們向我保證已經夠準了，但我還是想看看第三次下的定論。比起在瑜珈教室尿在超市驗孕棒上，尿在紙杯裡送驗從醫學角度來說感覺還是比較可靠。

我等到我們的菲力牛排上桌，才把對折的計畫生育協會檢驗結果按在桌上推向對座的尚恩。我佯裝沒事，全力忍住別從座位上跳起來，撞到哪個正好經過的義大利帥哥服務生的下巴。尚恩看看那張紙，看了我一眼，然後又低下頭看著那張紙，彷彿那是什麼危險的可燃物。

「這是什麼？」

「打開看啊。」

「呃……好吧。」他緩緩攤開紙。目光掃過印刷小字，滿臉狐疑。終於，他的目光移向紙張上緣，認出粗體字印刷的名字：**計畫生育協會**。

「你去了計畫生育協會？」

這一切開展慢到沒完沒了，簡直像寫好的劇本——結結巴巴的丈夫、惶恐雀躍的妻子。嬰兒荷爾蒙把我沖昏了頭，我認得這種感覺——我體內由演化賦予的亢奮像電燈開關被打開了。

「對，」我歪著頭說。「今天早上。」

尚恩又低下頭，但事實就在眼前。紙張上印著一長排各種激素的名稱，名稱旁是難解的數字。他抬起頭看我。

「你懷孕了？」

我點頭。

「認真的？」

「對。」

他伸手按住額頭摩搓起來，手指按得很用力，好像這樣能讓資訊快點吸收進去，快點理解意思。我們的孩子才七個半月大，而我又懷孕了。哈囉，美滿家庭。

「哇。」他說，手依然搓著額頭。「哇哇哇。」

下一秒他抬起頭，露出尷尬無助的笑容。第一次見到他的時候，就是這個笑容打中我的。我的心震了一下。

「哇。」他又驚嘆了一遍。「你懷孕了。我的天啊。」

幾分鐘過去，吞了幾口紅酒後，他終於不再搓他的額頭。他抬起頭，眼神直勾勾看著我：「你跟芬奇說了嗎？」

順著這句話，我們忍不住笑出來，吱吱呵呵笑得莫名其妙。菲力牛排早就冷了，但我們歡喜得歇斯底里，無法理解怎麼有這種事，然後又笑得東倒西歪回想起我們確實有很多次興之所至就做起來——芬奇在客廳的寶寶椅上打盹的時候，他在我們停靠餐桌旁的嬰兒學步車裡睡著的時候；半夜十二點，清晨五點；下雪的時候，沒下雪的時候。我們笑得像兩個站在懸崖邊的人，隨時準備縱身躍入下方至少九公尺遠外波光粼粼的海面。

●

突來的情況令我差點喘不過氣。所有人被叫進那間最大的辦公室，裡頭掛著那幅好看但老套的印刷畫，一片田野上開滿橙紅的罌粟花，像是誰為了填滿空白硬是掛上去的。我一直很有把握我們會撐過去。冬季號送印了。薪水也拿到了。但今天早上，發行人二十來歲的兒子將大家召集起來，宣布到此為止了。《山坳》即日起停刊，即刻生效：請收拾辦公桌，微波爐搬走，實在沒有足夠資金維持雜誌營運。真的很抱歉，也謝謝各位，你們辛苦了。就到這裡了。

夜色升起，復又天亮

2009年2月

《山坳》停刊到現在兩星期了，我一直努力調適，告訴自己失業不是一件壞事。工作難免來來去去，我對自己說。現在經濟不景氣，逢上衰退總有些東西會死去。雜誌撐了這麼久，我很幸運了。有一天我會再成為職業寫作者的，但現在我會協助芬奇做唐寶寶體操。我會精進廚藝，然後趁孩子午睡的時候寫我的書。這一次失業會是一條通道，不是窗戶上鎖的密室。不會有事的。

嚴冬尚未過去，所以尚恩也沒有工作能消磨平日。他把時間用來與燈具搏鬥，或窩在樓下他的書房裡盯著電腦螢幕。他待在外面工作棚的次數變多了，待的時間也更久了，回來時兩眼泛淚、布滿血絲。但我們仍然說好我先不用找工作。一夕之間全家的負擔都落在他身上。

二月初的一天早上，我抱著芬奇坐進餐桌邊的兒童高腳椅，正在用湯匙哄他吃酪梨泥的時候，尚恩說他要去山裡走走。他開始在流理台東翻西找，一下子挪開烤吐司機，一下子翻遍抽屜，看起來並沒有注意到我的手懸停在兒子面前。我低聲哼著兒音，把湯匙推向芬奇的嘴唇。

我不介意和芬奇單獨在家。我正好需要幾個小時忙些工作。我打算向幾本女性雜誌投履歷。這個時局選擇不多，但女性雜誌薪水很好。我可以寫寫女鞋或親子服飾。過去這一星期，我向尚恩透露了些想法，看看他的反應。「我可以寫在不景氣時期養寶寶啊。」我興奮地說。「我們需要收入。」尚恩的身體緊繃起來。我只要提到想分點時間寫作，感覺就像是打擾，像提出不公平的要求，從我們有限的時間大餅裡多分走一塊。他頓了頓，然後提醒我，說景觀工作旺季很操勞，要把一車車堆肥載到郊外住宅區，要挖灌溉水道，要鋪草皮，然後種下剛剛好數量的鳶尾花和野草。工作很累人，冬天他需要休閒放鬆。我感到愧疚又生氣，但面對他氣憤的駁斥，我把這些全吞下肚。

「我找不到車鑰匙。」尚恩終於說話了，手上一邊拿起水果碗裡的香蕉。

「太慘了吧。」我說，手上的湯匙抵向芬奇的下唇。「你最後看到鑰匙是什麼時候？」

尚恩沒回答。他翻起水果碗下方的抽屜，那是雜物集中抽屜，收納到處的鑰匙、斷水的筆，還有寫著人名和電話的便利貼，我們早忘了誰是誰，但又不忍心丟掉。車鑰匙一定在那裡。他把抽屜速速翻了一遍，沒在裡面。

「我真的很討厭你動我東西。你每次都擅自動我東西。」

「你說這什麼話？」我氣從中來。「而且那又是什麼意思，什麼叫我**每次都**擅自動你東西？我從來沒動過你的東西。」

我一邊說話，手推向芬奇唇邊的動作也沒有停。他張開嘴，被我猝不及防戳向他喉嚨的嬰兒湯匙給噎著。

「噢，寶貝，對不起。」我說著抹掉他臉頰上的綠泥，沒再理會尚恩。尚恩的語氣和指控我的話都很無情——讓我不由自主採取防禦的那種無情，就好像是現場逮到我躲在廁所抽菸，放芬奇自己在後院哭喊著找媽媽那樣。我抱起芬奇走向客廳。

「爸爸找不到他的鑰匙。」我輕聲說。

「我的鑰匙**他媽的**是死去哪裡了？」尚恩大吼。

尚恩進到臥房一陣翻箱倒櫃，我聽見他把自己的一堆衣服從房間角落挪到另一角，之後忽然不出聲了。一分鐘後，他在大門口聳肩穿上他的羽絨外套。

「在哪裡找到的？」我問，語氣盡可能平靜，沒表現出委屈，也沒表現出我有多想拿酪梨泥甩在他臉上。

「風衣外套口袋。」尚恩說。「去他媽的！我浪費太多時間了。」

●

我吐個不停。懷孕一個月後，我的胃就像被胡桃鉗口緊緊掐著。我記得懷芬奇的時候也是這樣。嘔吐成為我的日常光景，瀰漫腐葉爛根的氣味，把一切都給毀了。我無處可逃，再多蘇打餅乾也削減不了吐的威力。

尚恩斜躺在床上，看他從房間角落的衣服堆下挖到的某一期《紐約客》雜誌。這幾天雪漸漸小了，今天冷得凍骨，所以他沒去滑雪，待在家裡讀書看報，幫忙照顧芬奇。雜誌攤放在他的大腿上，期數是二〇〇八年六月號，芬奇出生的那個月。家裡到處能找到像這樣的書報堆，那是我們當爸當媽前的時光留下的鬼影，令人猝然想起我們曾經有時間流連於書報文章，曾經能聊真正的話題。我們有教育，有思想。我們會閱讀。我們能交談。現在我們的對話幾乎全繞著芬奇的飲食作息打轉。還有他的排便，至少就占去半數對話內容。今天的便便是花生醬還是咖哩糊？是不是很稀，還是結成小硬塊害他痛得大哭？

現在我又懷孕了，未來這些話題只會更多。我不禁心想，我們會不會不再溫存恩愛，會不會變成話題繞著晚餐吃什麼、孩子是不是便秘、孩子今天學校有表演的那種父母？我們最近一天到晚吵架。緊繃感拉扯著家裡每個角落，我們周圍的空間彷彿愈縮愈小。我安慰自己，是景氣不好的壓力讓我們心情沉重。我們有一個特殊需求的孩子，第二個孩子等著出生，當前又沒有收入進帳，想當然會緊張。但這種緊張正往我的骨頭裡鑽。

芬奇在搖籃床裡睡著了。我爬上床的時候，尚恩頭也沒抬。我的手指輕輕撫上他的大腿，希望與他拉近距離。

「你知道嗎，巴克敏斯特．富勒曾經被哈佛退學？」他問我，依然低著頭看雜誌。

「不知道，我……巴克敏斯特是發明球狀屋頂那個人？」

「對。他大一那年沒繳學費，錢全部拿去追求合唱團的一個女孩子。」

「真的假的？」

「真的啊。學校讓他復學，之後他又被開除一次。」尚恩自己笑了笑。他仰慕巴克敏斯特．富勒。他又繼續看他的雜誌。我的手僵住。他抬起頭。

「怎樣？」

「**什麼**怎樣？」

「你一直看我。」

「喔，呃……」我支支吾吾，為我的需求尷尬到無地自容。「你知道我這陣子在寫的詩吧？《孕事紀要》？我在想能不能讀給你聽？」我最近寫了一首清單詩（list poem），用四十行表現懷孕的四十周變化。我知道不是什麼上得了檯面的創作，不會讓我聲名大噪，也不能拿去買奶粉，但是，靠，靈感來得像野火一樣又猛又急，我很喜歡。我希望我老公也喜歡。

「好。」尚恩嘆了口氣，雜誌依然攤在面前。他的這聲「好」語氣很僵。不是平常「**好呀**，**老婆**，**好期待**」的那種「好」，比較像「**什麼事趕快來**，**趕快結束**」的那種「好」。也許他其實是想聽的，我心想，只是他也想繼續瞭解巴克敏斯特．富勒。畢竟他隔了八個月才看到這一期《紐約客》。他很糾結，我對自己說。他很糾結，所以才恍神。他喜歡寫作的我，即使我不再能靠寫作賺錢。我老公會想聽我寫的東西，尤其是寫到他和我們新生寶寶的詩。我只是敏感，別這麼傻。是懷孕害的，是孕吐害的。我會把詩念給他聽，他會感受到內心澎湃，巴克敏斯特・富勒會滾下我們的床，我們會熱烈地翻雲覆雨。

我念完以後，尚恩沉默了一分鐘，然後說了聲「嗯哼」。他沒眨一下眼睛，我的手從他腿上滑落。雜誌依然攤開在他胸口。他看看我，然後低下頭，撫弄雜誌。「呃，謝謝。我是說——謝謝和我分享。」空洞而冰冷。

●

對尚恩讀過我的詩之後幾天的某個晚上，不明就裡的某種什麼把我和睡眠撕開。我和尚恩一如往常在晚上九點半就寢。芬奇已經在小搖籃床裡睡了，八個月大了，他的身體還是好小。我伸出一根手指輕撫他長著嬰兒絨毛的頭頂，吻了他一下然後熄燈。尚恩沒幾分鐘就睡死了，一條長腿跨在我腿上，呼吸聲均勻深沉。我意識逐漸恍惚。沒有夢，只有睡意和黑暗的甜美召喚，但下一秒某種異樣的感覺撞進我的胸口。

我倒抽一口氣，支坐起身。剛才是不是有聲音？我的心臟撲通撲通，跳得急促又混亂。我不敢亂動，張大了耳朵聽。剛才絕對有聲音。這條街最近發生好幾起私闖民宅——包括隔壁鄰居家，還有隔了三戶那間人家。我屏住呼吸。搖籃床裡傳來輕緩的窸窣聲。外頭一輛車經過。其他什麼也沒有。

我下床走向前廳。影子在灰綠色的牆上移動。客廳的大正面窗望向街道，但看出去沒有異樣，只有一棵樹被滿月照亮的剪影。初春了，但地上還能看見小片積雪。我環顧漆黑的四周。沒有動靜。但我的心臟還是激動得像要把自己拋出胸膛。我在沙發上坐下，乾瞪牆壁，呆望著牆上的影子。**大概是滿月吧**，我心想，**可能是滿月的關係**。

兩小時後，我站起身。我曾經向朋友形容我家像一節分成兩層的小火車廂。「風水要多差有多差，」我當時說，「但後院很漂亮。」正門敞向一條水泥斑駁的馬路，人行道也處處掉磚。走進正門，有一扇窗看向街道的小空間就是我們的客廳。客廳後端縮窄成一條通往廚房的走廊。尚恩和我的臥房在走廊一側，像火車的小座廂。黃色調的小廚房在走廊最後一間，走廊盡頭就是後門和通過廚房底下往地下室的樓梯。唯一的廁浴藏在後門旁，與廚房共用一面牆。我們是側面接著幾個座廂的一節火車。鋪有地毯的地下室和屋子等長，盡頭是隔開的小房間，裡頭有一扇窗戶往上能看到外面龜裂的人行道。整間屋子連上到下大概也就二十八坪。

我從客廳經過走廊走進廁所。我靠著陶瓷洗手台，雙手伸進水盆，往臉上潑了幾把冷水。電影裡的人常常這樣做：兩手按著洗手台，望進鏡子裡。分秒流逝。我靜靜吸了好幾口氣，靜靜等著。水一點也沒用。我走出廁所，回到沙發上。兩條手臂和胸口像有電流滋滋通過，間雜陣陣輕微的孕吐噁心。我又看了一遍窗外。幾個小時過去。我安慰自己，只是一個晚上失眠，絕對是懷孕的關係。更異常的事之前都遇過。**等它過去就好，睡意會來的。睡意一向會來**。

天終於亮了，我完全沒睡。之後一整天，我只能看著芬奇練習他的唐寶寶體操一直到他開始哭，哭累了睡著。當晚尚恩回家用雞肉作了些晚餐，我囫圇吃了。眼看夜晚降臨，我鬆了莫大的一口氣。我想像我們會哄睡芬奇，然後關上燈，我會像昏死一樣倒頭就睡。

但我沒有昏死。兩天兩夜過去，我分毫沒睡。我靜坐冥想，要自己專注於當下，放鬆休息。每一眨眼，時鐘已經跳向下個數字：凌晨 12:00、凌晨 2:32、凌晨 3:17、凌晨 4:00、清晨 6:12。看時鐘變成一種執念，屋外天光逐漸從墨水變成炭筆塗染。我用弓步蹲通過走廊，刻意操勞雙腿，又在後門旁做深蹲直到身體發熱。也許某一晚我有睡著。我不記得四點到五點之間看過時鐘。我可能睡了一小時。也可能三十分鐘，或十分鐘，或十二分鐘。我在屋裡來回走動，坐下一會兒又起來走。也許我有睡著。**天啊，這到底是怎麼一回事**？我是一隻受傷的動物，垂頭喪氣又虛弱。我想拿頭去撞牆，我好怕明天又會發生，沒個盡頭，我會得精神病，體內從此以後永遠會有這種一觸即碎的感覺。我決定試試感冒液（NyQuil）或幾口威士忌。**兩個都喝吧**。**不行，兩個我都不能喝**。**我是孕婦**。救命。

天亮了，芬奇照例在清晨騷動尖叫。我走下樓梯，地下室走廊現在充作嬰兒房，我們把他的嬰兒床擺在這裡。我抱他到主臥房，讓他躺在尚恩身旁，我去沖咖啡。**今晚會睡著的**，我心想。**這太誇張了**。**這麼少的睡眠，身體哪撐得下去**。天啊，我好想念有人幫忙顧孩子，哪怕一星期也就幾個小時。我失去雜誌工作後，我們就減少了克莉絲汀娜來的時數。我知道這很冒險，她找到全職工作也是早晚的事。她向我們介紹她妹妹喬瑟法，但喬瑟法在社區大學上課，時間不穩定，比較難安排計畫。而且我看得出來，她不是很喜歡照顧芬奇。有幾次我們請她來，我出門辦些事之後回到家，看到她盯著她的手機，芬奇則在成堆的玩偶深處翻滾。

我告訴自己我撐得過去，只要假裝每一天是一連串小石頭組成的。一步，兩步。我一次踏一步就行。把日子想成分散的碎片就會覺得尚可忍受。要是想成外頭隨時會下雪，我在家照顧芬奇整整十二個鐘頭且睡不著覺，我感覺我會徹底失去理智。

●

三天三夜過去。我成了著火的女人。我的頭腦在燃燒，雙手雙腳也在燃燒。

「我昨晚又沒睡了。」早餐時我對尚恩說，芬奇坐在我腿上扭動。「頂多睡了一小時。」

「那只是你的感覺。」尚恩說著擺了擺手，好像失眠是一截飄動的線頭，揮手就能拍掉。

「你一定睡了更久。」

「我不覺得。」我盡力同時表現出誠實和堅強，但我其實多希望他的反應是替我擔心，替我連絡他在飛盤協會認識的醫生朋友，主動按下高度警戒的紅色按鈕，讓我可以縮成一團，允許自己瓦解。但他的反應是提防，他在冷冷的廚房裡繃緊了身體。

「你今天下午或許可以睡一下。趁芬奇午睡的時候。」

「嗯，大概吧。我也不知道。」

「一定有什麼方法……」尚恩沒把話說完，他拿起平底鍋。「要不要我煎幾個蛋給你？」

又過了兩個晚上。我失去對時間的感知。每天早上尚恩起床，我沖咖啡，每天我們假裝沒這件事。他出門去辦事，我自己在家面對。有一天早上我躺在床上和芬奇一起啜泣。我忘了我把他放在哪裡，忘了我的孩子睡在哪裡。我衝進每個房間找掛著河馬和大象的便攜嬰兒搖椅，我知道我把他放進搖椅，放在某個地方。等我在搖籃車裡找到他的時候，他睜著平靜的藍眼睛仰頭看我，我彎下腰，握著他快樂的小腳丫大哭失聲。

我跟艾薇說了失眠的事，她問我是不是鑽牛角尖，心裡反覆想著什麼不開心的事想一整天，但不是這樣。我媽偶爾打電話來，給的解釋也大同小異。我頭靠著電話哭訴。「你一定是太憂慮了。」她說。「親愛的，焦慮有礙睡眠。」每晚，我蜷縮在沙發上努力冥想。我用電腦搜尋「助睡催眠」，聽一個口齒不清的男人對我喃喃低語：你飄浮在紫色的雲朵裡。沒有用。一整晚我只想著：**我睡不著。我在紫色的雲朵裡了，可我他媽的還醒著**。

白天照顧芬奇的時間是種酷刑。他哇哇大哭要我抱他起來，又哇哇大哭要我放下他。我聽從母性本能的習慣，餵他吃地瓜和豆泥，用活潑的高音對他說話，每兩小時換一次尿布，要不然我會忘記。跟一個嬰兒一整天能做什麼？我開車載他上移民谷（Emigration Canyon）。總之把他固定在安全座椅裡，開車就對了。某種可怕的事正在發生。已經一個多星期了，現在我一坐下來，手腳就會像被蒼蠅停滿一樣微微顫動。再瑣碎的事我都必須用力集中精神。沖一壺咖啡是幾湯匙？芬奇吃過了嗎？睡覺了嗎？

我日漸嚴重的失眠對尚恩來說很抽象。駭人的不安使他堅強起來，回到家他會接手照顧芬奇，好讓我躺上床對著白牆乾瞪眼。夜裡上床就寢，尚恩三兩下就進入夢鄉，我等到他呼吸沉緩以後才下床窩進沙發。早上他看到我惺忪的臉。

「你有睡嗎？」

「一小時。」我對他說。

「肯定不止一小時啦。」他說。

我做任何事都變成慢動作。有一天綠燈亮了，我還坐著不動，直到後面的車主用力按響喇叭。我想像自己與人簡單應答，我知道我的回答一定會停頓。已經一個多星期了，我每晚睡不過一個鐘頭，說不定更少。

夜裡我坐在沙發上，吸氣，吐氣。「我」這個概念變成一扇裡裡外外開合的門。我把耳機接上電腦聽那個口齒不清的男人念咒。兩條手臂不住顫動，身體逐漸輕飄，然後又猛然一顫挺直。我搜尋亞里斯多德和失眠。我向來很喜歡亞里斯多德。這個男人是知識的佛陀，他種下的美德和倫理問題，這一生在我心中不停茁長。他多次談到幸福是人類的原動力。他談到平衡和倫理，以及活出充實的人生是什麼意思。我很習慣在別無解釋的時候向哲學家或詩人找答案，但亞里斯多德的《論睡眠與不眠》（*On Sleep and Sleeplessness*）沒有半點幫助。亞里斯多德不是身心俱疲的媽媽。這我不能怪他，但對我來說，他的沉思終究有限。就連德國哲人尼采，也呼應先哲革利免一世（Clement of Alexandria）而寫下「靈魂沒有睡眠的需求」。我不知不覺把指甲咬到流血。**你算老幾啊，混帳德國人**，我心想。**尼采啊，這具身體是一片荒原，是一盞無盡燃燒的燈拖著的一頭野獸。你根本就不懂你在說什麼**。

我闔上電腦。我的哲學教母在哪裡？有沒有哪一個女人深深探究生而為人卻又如此破滅的意義何在？我感覺自己是火車輪下的一具殘軀，被失眠輾壓成灰。我的眼球翻向腦後，眼皮顫顫巍巍闔上，又猛然一驚睜開。被什麼驚醒？我不知道。回到沙發，回到浴室，回到廚房冰冷的油氈地板。無事可做，無事可做，只有皮膚底下持續傳來的蜂鳴，和我就快要發瘋的感覺。

天黑復又天亮的日子經過兩個星期，尚恩一直守在心裡對我有異狀的恐懼終於爆發。他在凌晨三點發現我坐在後院的鞦韆上，終於意識到我體內有什麼正在碎裂。夜晚如今就像末日到臨，黑暗湧動且散發不祥。我坐在鞦韆上，用頭頂著他的胸口，求他帶我出去。

「我們回床上吧。」他說。「拜託。」他慌了。只要我躺上床，肯定會睡著的。只要他能感覺到我的身體靜靜躺在他旁邊，一切都會沒事的。

我開始到處求診。看過自然療法、助產護理師，看過睡眠科醫師、心理諮商師，薩滿巫師也看了。我告訴他們，我一晚只睡兩小時。不對，有時候是三小時，但不常。我不喜歡吃藥，我說，我目前懷孕。但我很絕望。有哪裡不對勁。心理時鐘的鍊帶鬆脫需要修理。我以為他們當中有人會知道我的身體怎麼了。但他們給我的答覆基本上都一樣：無計可施。

每個人都問我，我睡前看不看電視。不看。激烈活動呢？沒有。過度攝取伏特加或辛辣物？沒有。還有那個無可迴避的問題：我是不是害怕下一個孩子又有唐氏症？一場風暴在我心中積聚。**不。沒有！不是！去你的！他媽的你們說什麼屁話！怎麼可以對我兒子有這種想法**？

自然療法師：「你現在妊娠初期，恐怕不能飲用藥草。不只藥草，其實很多東西都不能吃。試試看每兩個小時左右一次，雙腳靠牆抬高，用左邊鼻孔呼吸十一分鐘，這樣能舒緩副交感神經系統。洋甘菊茶也不錯。我們看看有沒有合適的腎上腺素補充劑。你確定沒看電視？」我試了一個星期。每隔九十分鐘，兩腳靠牆抬高，手指按住右邊鼻孔，只用左邊鼻孔呼吸。整件事只有煩，一點也無助於放鬆。我的副交感神經系統感到困惑。我還是睡不著。

助產護理師：「很遺憾，你現在妊娠初期，不能吃安眠藥。我們可不希望寶寶生下來缺手缺腳，或體型瘦小，對吧？試試抗組織胺感冒藥。戴耳塞，耳塞有奇效。別忘了維持良好的睡眠衛生。」

睡眠科醫師：「目前我只能確定，你沒有睡眠呼吸中止症。我們會開藥給你，但你還在妊娠初期。老實說，關於藥物對懷孕女性副作用的研究並不多。你有沒有試過畫畫？創作有時候是治療失眠的良藥。」

心理諮商師：「你對兒子有什麼心情？你確定自己沒在擔心下一個孩子也有特殊需求？沒有嗎？焦慮有很多種表現形式。剖腹產也可能對你留下壓力後創傷症候群。我會建議服藥，但你現在妊娠初期。另外你最近剛失業，對嗎？」

薩滿巫師：「你正困在一條大蛇腹中。我現在會往你的臉周圍吹送菸草煙並敲響龜殼。」

九個星期過去，我的手開始會抖。身體有一種分裂的感覺，頭和身體彷彿沒接在一塊，有傀儡師分別扯著我的腿、我的頭。我搖搖晃晃進廚房，跌跌撞撞進廁所。

為了要不要檢查肚裡的胎兒染色體數是否正常，尚恩和我爭執不下。這項檢查名為絨毛膜取樣術（chorionic villus sampling，ＣＶＳ），必須在懷孕十周到十二周之間實施。會有一根長長的針穿過我的肚皮刺進胎盤。醫生會扭動長針刮取組織，採集足夠用於基因檢查的樣本。某處的實驗室會分析這些胎盤細胞，告訴我們胎兒是男是女，告訴我們有沒有多出的第三條染色體。尚恩和我爭執的是萬一檢查出多的染色體該怎麼辦。

「我不想知道。」尚恩說。晚餐後我們坐在廚房。碗盤還堆在水槽，芬奇睡在尚恩胸口。「我不懂你為什麼非要做檢查。你能想像我們沒有這個小傢伙的生活嗎？」他輕輕撫摸芬奇的臉頰。

我嘆了口氣。「當然不能，但……老公，有些染色體數量異常會致命的。」我設法講道理。我總是試圖對沒有內在邏輯可言的事物講道理。例如染色體。例如染色體少於或多於理想值要怎麼辦。例如我無從解釋也不受控制的失眠。我閉上眼睛。一股觸電的感覺在我的手臂和雙腿游移。我強迫自己睜眼。

「聽我說……親愛的……」我的聲音沙啞，因為疲憊，也因為我竭力控制對於要不要做檢查的恐懼。「胎兒有可能唇顎裂一直裂到大腦。有可能天生缺損，脊髓和所有血管什麼的全部從後背穿出來。」尚恩低下頭看著芬奇，沒有抬頭。我等他反應。他擺弄起芬奇的手指頭。「還記得我們遇到那個太太嗎？跟我們說她兒子生下來**沒有屁眼**，未滿兩歲就動了十次手術。**十次**。那孩子有個價值百萬的屁眼。我們沒有那麼多錢可以做百萬屁眼。」

「好啦，夠了。」尚恩眨了眨眼，總算看向我。「我已經懂你意思了。」

「夠了……**所以呢**？」

「好吧，去檢查吧。」

「我……我希望你也在。三十公分長的針要刺進我的身體。」

「好，我會去。」

「好。」

我們陷入靜默，緊繃感在空氣中震動。彼此沒說出口的話像綿延成千尺的緞帶不住晃動。我強行趕走失眠的焦灼，努力保持專心。已經一個月，我每晚都只睡一、兩個小時。我自己的情緒都快管不住了，更別說承接尚恩的情緒。我們的沉默無比沉重，也道盡了一切。我們沒有切入真正的重點，爭論的重點，感覺不可能觸碰的重點，因為就算只是接近，也感覺會傷了誰的心。

「好。」我又說了一遍，感覺強開這個話題的我是殘酷的怪物。「聽我說，我們不是要現在做決定，好嗎？我只是想知道。我的意思是，天啊……你都不會至少想要**知道**嗎？」

尚恩的手指滑過芬奇的睡臉。「我只是想不到萬一有問題要怎麼做決定。」他說。

事實上，我也想不出來。那是最壞的可能。甚至我們要怎麼判定什麼算是**問題**？**這孩子生下來就活不了**，這種問題很簡單。但**孩子能活只是會合併障礙**這種的呢？如果院方告訴我們，寶寶是健康的，只是軀體構造有些異常？那然後呢？我們以什麼來判斷這個寶寶應該要從系統中剔除——**哎呀可惜，時機不對，親愛的。再試一次好嗎**？這樣子嗎？

我們鼓不起勇氣問彼此的是，萬一這個寶寶有唐氏症，我們會怎麼做？我告訴自己，除非有重大醫療疾患，不然我們不會墮胎。但基因檢驗不見得能夠盡全。比如我們不會知道寶寶出生會不會沒屁眼，真有這樣的情況也要到懷孕中後期才會曉得。想到這些灰色地帶我就渾身發寒。但刻意遮蔽雙眼投入進去更不好，我對自己說。那樣後果更慘。可能會損及我們照顧芬奇的能力。我們的生活到頭來可能會像很多在醫院抗戰的父母——加入支援團體，安慰自己說孩子是生命鬥士，每晚在病房門前徘徊，擔憂孩子能不能活到天亮。不，檢查再可怕我也要做。我們會等醫院來電通知結果，再來思考是否應該扮演上帝。

分析檢查結果需要三天。醫院來電那天，尚恩讓芬奇躺進舒適的雪地嬰兒車拖在身後滑雪去了，我一個人在家。電話那頭護理師清了清喉嚨，準備告訴我可能是天打雷劈的消息，但她說寶寶很好，她很好很健康——是個女生！我的天啊，是女孩！而且標誌基因再正常不過，護理師說——沒有唇顎裂，沒有神經管缺損，沒有小頭症。我立刻打給尚恩，手裡拿著電話跳上跳下，胸口那團恐懼消失無蹤，好幾個月來第一次，我的心臟忽然歡喜得滿大街跳。

我們要有女兒了，芬奇會有個妹妹。她是一隻美麗的小海馬，出現在我失眠的汪洋，我像攀住浮標一樣緊緊抱住這件事，抛出浮標的是一艘金色的船，船上人人笑著對我揮手。對黑夜的恐懼和黑狗的幻象都被滌淨，在那溫柔的幾個小時裡，世界感覺甜美可愛、無憂無慮，充滿了光。

潦草的筆記

2009 年 4 月底

我左閃右躲通過山間醫學中心的停車場。我提著坐在攜帶式汽車安全座椅裡的芬奇，盡量專心讓自己走成一直線。造景工程的季節再度展開，尚恩已經認真投入工作，忙著為遠地的居民修花剪樹耙落葉。我懷孕屆滿十二周，失眠也嚴重到總感覺自己恐怕離精神病不遠。

「精神醫學前線」（Frontiers in Psychiatry）網站上有一篇文章說明，睡眠不足可能造成「認知變化，包括視覺扭曲（即 metamorphopsias，視物變形）、錯覺、體感改變，某些個案可能直接出現幻覺」。我知道在二〇〇四年一月十日，中情局總法律顧問史考特．穆勒（Scott Muller）建議把睡眠剝奪門檻從七十二小時下修至四十八小時。凡超過四十八小時皆視為「強化審訊技術」，很多人認為這基本上形同虐待，不能當笑話看。幾天不睡覺以後，人會開始失去方向感，判斷力受損。可能會對剝奪其睡眠的人，甚或是對自己的配偶惡言相向。甚至可能會無緣無故對配偶產生相當程度的恨意。幻覺可能在一、兩天後出現。中情局並沒有把我雙手吊高關在密室，但如果他們現在逼問我，我什麼都會招。只要能讓我睡覺什麼都好。金正恩？噢，對呀，我認識他。髮型夠帥。就是有點愛說大話，拍胸脯說大話你懂嗎。我和金正恩嘛，我們交情很好。

　　我的雙手雙腳灼燙，像稀酸經過推揉吸收進皮膚。陽光太亮了，就算戴了墨鏡還是好亮。哪怕只是鞋底擦刮人行道，一點點聲響都像轟然爆炸，震耳欲聾。我賣力走向我的助產護理師的辦公室，身體不住抽動。我左閃右躲。明明沒人我卻看見人影。明明沒東西移動我卻看見汽車倒退。**走到辦公室就行了**，我心想，**他們會幫忙**。**不要放開嬰兒座椅的提把**。**人行道很熱**，**你可以放下芬奇靠著某人的白色大卡車休息**，**但別把他忘在這裡**。猶他州每個人都開白色大卡車——跟這裡的風景地貌有關，山勢雄渾，天空廣闊。大家需要有存在感的交通工具。

　　我好不容易走進醫院涼快、控溫的環境。大廳敞亮、乾淨而潔白。電梯門那一層　亮的鋁膜，上頭一點點汙漬都沒有，想必有專門負責的清潔人員始終躲在某個角落，隨時準備在乘客進出電梯後衝進去，用三十秒急速把門擦亮。我用了醫院裡每隔六公尺便設有的乾洗手液。走進電梯後，我低頭確認。芬奇還在我手上。**幸好**，我心想，**幸好**。**我沒把他留在人行道上**。**我們就快到了**。

　　進了助產護理師辦公室，我茫然地站在掛號櫃台前，瞪著眼前的空氣等著。我帶了母乳來。也帶了芬奇嘎嘎叫的小鱷魚來。我讓鱷魚像直升機一樣在芬奇頭上盤旋。

辦公室內的職員只有兩個年輕女孩。她們坐在黑色辦公室旋轉椅上，電話抵著耳朵，低頭迴避我的視線。她們在忙。忙著安排預約，忙著提醒孕婦補充產前維他命。我等著。在她們面前站了十分鐘還是無人招呼後，我向她們報名字，她們指示我去等候區。咖啡桌上放著《好主婦》（*Good Housekeeping*）雜誌，我累得無心去翻，也沒看向其他媽媽。我把芬奇連同嬰兒座椅擱在地毯上，在他面前晃動嘎嘎叫的小鱷魚。

經過了久到不可想像的時間，一名身穿藕粉色手術服的年輕女孩推開通往會診間迷宮的門，領我進去。女孩下巴長了痘痘，穿著實用的便鞋。她問我還好嗎。我盡量說些沒頭沒腦的話，免得我哭出來的話，可以轉移話題的話。這女孩的工作只是替我量體重，陪同我通過走廊，僅此而已。「你看我兒子，」我說，「他現在隨時會爬出來偷走我的車鑰匙，然後爬出去開車去吃漢堡，你看著吧。」她笑了。我也裝作好笑。哈哈哈。人生多好笑，不是嗎？人生太好笑了。我歡喜得不得了。

我坐在我的會診間。裡頭亮得超乎想像。他們幹嘛把房間弄得這麼亮？我用腳輕輕搖晃芬奇的汽車座椅。他望著半空中不知道看見什麼，露出驚奇的表情，藍眼睛就像車頭燈睜得老大。他這個表情我很習慣了。我和尚恩戲稱那是「走火入魔」的表情。芬奇會興奮得全身顫抖，好像威廉・布萊克[3]他老人家親自現身，張開雙手讓芬奇看見上帝的面容。

走進來的助產護理師不是**我的**助產護理師。她不是安潔拉，安潔拉在瓜地馬拉待過一年，教導村落婦女如何處理胎位不正、大出血和嬰兒早產。她不是安潔拉，安潔拉在我懷芬奇以為提早破水的時候，在醫院陪我坐著，跟我說那些多餘的液體不是羊水是精液。她不是安潔拉，安潔拉會湊近我耳邊低聲說，我老公可能是一頭野豬，這種動物一次能射出半個啤酒杯的精液。天啊，我們笑得可瘋了，我和安潔拉。她風趣得要命，而且聰明。但眼前這個粗厚、緊張的女人不是我的安潔拉。她叫瑪麗貝絲或瑪麗安，直到此刻以前我從來沒見過她。我得知安潔拉正在接生寶寶，她在忙，抽不出空，所以這個瑪麗安或瑪麗什麼的前來代班。她坐下來點開我的電腦檔案，問了我那個問題，那個可怕的問題，那是戳在我羊膜上的一根小刺，陣陣跳動滲血。

「看起來你的體重有點輕。感覺怎麼樣？」

瑪麗白皙柔軟的手在電腦鍵盤上停住。她的右手腕戴著一條細銀鍊，陷在手腕與手臂肉之間的縫裡。很蒼白的手臂。這個瑪麗相形黯淡。她瞇起眼看著螢幕上我的檔案，一邊讀字，嘴也一邊跟著動：**高齡孕婦**、**首胎患唐氏症**、**長期失眠**。她嘟起嘴吹開一綹垂落在她嘴

3 威廉・布萊克（William Blake），十八世紀英國浪漫主義詩人兼版畫家，作品有濃厚的象徵意義，呈現對上帝形體和人類存在本身的想像。

唇上的棕色捲髮。**失眠**，**長期**。那一綹捲髮有一個熱鐵電棒夾出來的熟練弧度。她夾捲了頭髮，來山間醫學中心的助產護理師辦公室上班，現在她殷切地看著我，流露出護理師老練的等待，平靜但強硬——一種主動的等待。她放在鍵盤上的手抬高了些。「怎麼樣？還好嗎？會吐嗎？」

「我很久沒睡覺了。」我說，滾燙的血往我的臉聚集。

「哦？」

「睡不了。我是說，多少有闔眼，但幾乎沒睡。」我嚥下口水。腳仍推晃著芬奇的車座。

「這也不算少見——」

「我知道不算少見。懷孕時偶爾失眠不算少見。但我的狀況不是**偶爾**。」我強調這兩個字的語氣激動。我瞥了瑪麗一眼，能感覺到這兩個字像鞭子從我口中甩出。曾經有不少朋友和過往的情人說過我的眼神很「強烈」。我向來覺得我的眼睛很平凡，不過就是一雙小杏仁形狀的淡褐色眼睛，但此刻我想像它們使人倉皇不安。

「對不起喔！」瑪麗吸氣之後沒有吐氣，雙手懸在鍵盤上方。

我說個不停，那感覺就像緩緩走下一道很陡的樓梯。剛開始感覺快要失去平衡，伸出去的腳歪歪斜斜，雙手在空中亂揮。接下來就是墜落。我靈魂出竅看著自己。我告訴這個瑪麗某某，當然了，我什麼都還沒做，只是這樣想過，但如果失眠再繼續下去，我可能會做出什麼極端的事來。很顯然我不應該說這些的。人不該把這些話說出來，除非想被忽然抓去迅速做精神評估，但我還是說了。

「聽我說，瑪麗安或瑪麗貝絲，我睡不了覺。這兩個星期以來，我能找的人都找過了，他們全都表示束手無策。我兒子，瑪麗——我照顧兒子的時候會看見幻覺。你想像看看你在照顧孩子，卻因為沒有睡覺，幻想看到有狗或陌生人闖進你家。」我停下來，我知道再說下去會扯得太遠，我知道我應該住口，但沒有別的辦法了。我的聲音發顫，高亢而緊繃，像個懸崖邊緣腳步踉蹌的人。

不知道需要多大力量才能真的把自己撞昏。就算我全速直直衝向一堵煤渣牆，撞擊力道大概也還是不夠。我只會狠狠把自己撞翻，然後痛得在地上哭爹喊娘。我會側身滾向路邊十之八九會有的雜草叢，意識清醒地躺在雜草和垃圾之間，從髮際流下一注可笑的血。然後呢？我哭了起來。

我看向牆上的一幅印刷畫，是個花園裡的少女。整幅畫面呈現明暗不一的乳黃色調，少女的秀髮柔柔軟軟圍攏著她的臉。她看上去睡得很足。手上挽著滿是紫羅蘭的提籃，彎著腰繼續採花。

我揩掉眼淚，抬頭看著瑪麗安或瑪麗某某，對那幅畫揚了揚下巴。「很美的畫。」我說。她看看我，看了看畫，又回頭看我。顯然這個瑪麗受的訓練沒教她要怎麼應對這種事。她沒有應付過快要失去理智的人。她站起身，兩手張在胸前像要阻擋一列駛近的火車。

「我去找我們的醫生商量。」她說著倒退走出診間，雙手依然像小扇子舉在胸前。「先在這裡等我。」

看樣子，某些事必須發生。某些大事。瑪麗某某要去向大人物求助。她會跪下來在小儲物間裡祈禱，而我會再度哭出來。我會一直哭，到她離開診間了還在哭。幾分鐘後，瑪麗什麼的回來了。

「我們會開給你長效控釋劑型的安必恩（Ambien CR）。」她說。「對胎兒無害。你也可以配服兩顆苯海拉明（Benadryl）膠囊，能增進藥效。」瑪麗很擔心我又會再崩潰。她擔心我再也振作不起來。我也擔心我會崩潰，然後再也振作不起來。我幾乎抑制不住恐懼，我怕再也睡不了覺，瓦解成一個無人能理解的精神病患。冗長無盡的四月現在進入第三周，我會吃下這些小藥丸，因為我嚇壞了。我想照顧兒子，但我的身體以前所未有的方式背棄我，它猛然過彎，以駭人的慢動作外拋出去，這樣的滑行似乎永遠免不了會止於致命的撞擊。

第二部　睡眠之書

躁狂

2009年5月

向瑪麗某某拿到安必恩的那一天，我帶著芬奇衝回家。問題有解了。盜走我睡眠的原因不管是什麼，現在都會被治好，我會恢復成原來的我，精力充沛坐待人生新章。回家後的第一晚美得像夢，我睡了七個小時——七個小時！說了誰信。我感覺自己無所不能，母性的力量在全身奔騰。喔呵——現在要我下廚大展身手也沒問題！教芬奇用埃及文簽名也行！我可以洗幾星期的衣服，計畫未來一千年的晚餐！我會是媽媽版魔法靈貓。賢妻良母的世紀楷模！**看我頭頂牛奶罐。看我腳底踩大球。看我攪攪拌拌，切切剁剁！看我上一秒做漢堡，下一秒躲貓貓。不，我能做的可不只這些！這些只是小意思！**

連續兩個星期，我像個聽話的病人，每晚乖乖服用安必恩和促進藥效的苯海拉明膠囊，兩周後，我晚上的平均睡眠時數跌到四、五個小時。有幾個晚上更少。很難說。我像人形煞車痕，不確定從哪裡開始是我，到哪裡為止。五月上旬有一天早上醒來，昏昏濛濛從藥效裡浮出來以後，我忽然想到這一天是我生日：我滿四十歲了。這個念頭像揉成一團被扔在角落的紙球。我睜著朦朧的眼睛看著它。四十歲。四十歲了是什麼意思？我正老老實實敲開老去的門——就是這個意思。我不再是青少年了，不再會去街角超商買罐可樂，不再需要搭公車上學，擔心剛發育的胸部在淺藍色棉T底下會不會很明顯。不，我已來到四十歲的門前了。

我和尚恩決定慶祝這件事，辦一場有蛋糕有清酒的生日宴會。我們發出請帖。**歡迎帶蛋糕！**我們熱切地說。**歡迎帶酒！**尚恩會準備照燒鮭魚和白米飯，因為這是我目前唯一聽了有胃口的食物。大家會暢飲日本清酒到醺醺然，孩子們難得被放任自己玩，會在後院到處探險，折磨小昆蟲。我們會一起切蛋糕，舉杯慶祝四十歲生日，慶祝我們活著。

我們請來所有朋友，包括芬奇出生後就再沒機會見面的朋友。「狂歡只能趁現在。」我們到處跟大家說。「第二胎四個月了，一隻腳已經伸出門了！」我想像我們就像馬戲團叫賣員，大聲招徠行人來看我們的雜耍表演：**來唷，看看筋疲力盡還得吃藥的四十歲媽媽！瞧瞧她，胖成了海灘球！再看到簾幕後方，是咱們嚇壞了的老公！瞧他悶著頭往前滾多在行！**

尚恩一個早上都在跑腿。鮭魚，買了。清酒，有了。蛋糕，搞定。他喜歡有事情做。計畫可以預測，可以征服。我讓芬奇坐進嬰兒吊帶椅鞦韆，後院有一根橫樑從屋子稍微往外延伸出去，尚恩把鞦韆掛在橫樑上。芬奇在鞦韆裡盪呀盪，我把藍綠色玻璃紙碎片撒在後院的梨子樹和蘋果樹下周圍。客廳所有的電池蠟燭燈都被我偷來在樹下排成一個個圓圈。

「小細節能創造魔法唷。」我對著芬奇晃晃手上的紙綵帶說。他伸出手想拿，藍眼睛睜得圓又大。那是一隻鈷藍色的飛鶴，是閃閃發光的游絲。後來我把那張玻璃紙繫在他頭頂上方，只要風一吹，他就能看著綵帶在風中飛揚。

我家小子快滿一歲了。他做了近九個月的物理治療，他的治療師珍妮說，再沒幾天他就會爬了。他最近一直會做出一種起步動作，手腳撐著身體在地上前後搖晃，隨時想往前飛撲的樣子。我們聽說這種搖晃跟飛撲的姿勢是一個發育階段，他這麼做的時候，有幾次成功擺動過手臂，不過——雖然有我們在前方熱情揮手，拿金魚餅乾誘惑他——要他會爬還是沒那麼快。

上星期我問珍妮，她覺得芬奇有機會在妹妹出生前學會走路嗎。想到他的小手握在我手裡，晃晃顛顛地到處走，我就忍不住淚眼婆娑。我的小可愛站得直直的，仰起臉看我。我的孩子在超市排隊結帳時站在我身旁，小手往陳列在幼兒高度的彩虹糖和巧克力棒亂摸。**不行，乖，我們不買糖果。家裡有梨子，親愛的，梨子喔！**然後我會把他抱起來，搓搓他的鼻頭，他會掙扎逃脫，手裡抓著一袋彩虹糖跑向早餐穀片貨架，我在後面追著跑，兩個人笑得樂呵呵，店裡的顧客無不轉頭看向這異常歡樂、絲毫不覺得丟臉的情景。噢，那一定很美好。

珍妮聽到我的問題溫柔地笑了笑。她說讓芬奇再幾個月就學會走路是很棒的目標，真的很棒，但唐氏症寶寶多數至少要到兩歲才會走路，通常要更久。芬奇有大肌肉活動能力，腿也能打直，但他還會繼續搖晃跟飛撲的姿勢一陣子。**是啊**，我心想，**急什麼呢？我何必急著要這個孩子站得直呢？慢也是好事。慢是一件美麗的事，是值得傳授給人的事，我會學著讓這種感受沖刷我。芬奇會是搖晃跟飛撲動作的天才！他的動作之完美會令我們感動落淚。我們會拍影片上傳影音平台，全世界會一同發出嘆息，想起放慢速度的生活充滿多少美妙的可能。**

買齊鮭魚和白米、氣球和盛清酒用的杯子以後，尚恩邁步走進後院。花園看起來像是剛被一群叛亂的精靈轟炸過。「不錯喔。」他說著吻了我一下，一手摟住我的腰。「我會做一頓你畢生吃過最美味的生日大餐。」他湊近我耳邊說。「然後把你的衣服脫光。」說完他向後退開，直直望著我的眼睛，熱氣瞬間竄升。他這招對我就是有用。他只需要用那雙眼睛看著我，低聲在我耳邊呢喃，我就把持不住。

「把我脫光，」我說。「**現在**。趁芬奇在睡午覺。」芬奇玩著我繫給他的一串串綵帶，不知不覺就睡著了，小臉頰抵著鞦韆繩，手臂軟軟地垂放在兩旁。我抱他躺進嬰兒床，他弓身抱住他的熊熊，手指頭在小熊的棕色眼珠上緩緩畫圈。

尚恩伸出手指沿著我的鎖骨向下滑到我已經大起來的肚子，停在我的孕婦牛仔褲的鬆緊腰帶邊緣。

「好性感。」他說。

「現在就脫光我。」我說，語氣近乎哀求。我太難得沒被疲勞壓垮了，在這種身心舒坦的時候，身體的渴求像一列貨運火車狠狠衝撞我。我把自己貼向他，但很不幸的反倒把他推向流理台，彷彿我使出了冰上曲棍球的衝撞。我又試了一遍，手指滑向他的褲襠拉鍊。「好嘛。」我一邊說，一邊踮起腳尖又給了他一吻。「我保證讓你值回票價。」

「先別急，小可愛。我還要做四十人份的照燒鮭魚呢。」他抓起我的手，用我的手指揉搓他的雙唇。「禮物我們晚點再拆，好嗎？」

「好吧……也是……好吧。」我感覺瞬間熄火，青春的熱氣從我的身體消散。「好吧。」我說著退出廚房。「你煮飯。禮物晚點拆。」

但朋友們陸續抵達以後，彷彿也帶來魔力。其中很多人我們好久沒見了。「嗨，我的天啊！哈囉！」我的摯友莎迪娜，她在本地一個森巴舞團跳舞，去哪裡都踩著能把我嚇壞的十公分高跟鞋。艾薇帶來一本皮質封面的本子，大家可以在裡面寫下生日賀詞和祝福。然後傑洛姆和荷莉也到了——兩人雖然已經快七十歲了，活力卻是我的朋友當中數一數二充沛的。他們剛從紐西蘭旅遊回來，他們在當地自駕露營車到處玩，有一天早上醒來親眼看到一隻啄羊鸚鵡扯下露營車擋風玻璃的雨刷，啃掉上面的橡皮。「沒搞錯吧，我的天啊！吃橡皮？真的假的？」他們目前在國內，準備秋天要去印度。

後院的人慢慢多了起來，桌上擺出滿滿的蛋塔、杯子蛋糕、本釀造酒、生清酒和只簡單過濾的濁酒。小朋友經過落葉堆，在梨子樹周圍跑跳，偶爾偷吃幾口蛋糕。尚恩的姊姊和姊夫帶了孩子來。詹姆森——尚恩玩飛盤的朋友的六歲兒子，拆下其中一棵蘋果樹的綵帶，在院子裡來回奔跑，手上的綵帶飄飛在身後獵獵作響。沒多久就有一長排孩子互相追逐、跳過薰衣草叢，或把紙綵帶往空中拋看誰能接住。

就在這一刻我意識到自己前一陣子是多麼的潰散。自從服用安必恩以來，就算是睡得最不好的那幾晚，我的平均睡眠時間也足夠緩和我的負面情緒。我不再感覺皮膚灼燒，也重新感受到樂趣、色彩和陽光。我的天，我就只是想要這樣而已。失眠的那幾個月感覺漫無止盡。手腳抽搐、健忘、心悸，情緒能在一夜之間從憂鬱陷入黑暗。但今晚不一樣——天啊，這個晚上——我對老公的熱情、我的兒子、我的朋友感到驚奇。生而為人有這麼多令人驚奇的事。我想把這一晚裝進玻璃瓶揣在胸口，永遠不再被失眠的惡水拖進恐慌之中。

太陽漸漸沉入地平線，花園散放金光。尚恩端出一盤盤糯米飯跟鮭魚。聞起來有蜂蜜醋和魚的鮮香，有性和春天的氣味。大家圍攏在桌旁，用湯匙大口大口舀盤裡的食物，爭相倒酒，放懷大笑彼此怎都忽然覺得好餓。我站在尚恩身旁，感受著他的體溫。我的五根手指找到他的手，我們就這樣十指交纏，並肩站了好一會兒，背景音樂是黃昏下周圍陣陣湧現的笑鬧。終於，尚恩鬆開我的手，我們各自走開，在花園中穿梭走向錯過尖峰時段晚來的朋友。

「對啊，梅麗莎的預產期是十月底！心理準備？沒有，我們還沒有心理準備，但話說有誰是真的準備好的？當爸媽這種事和懸崖一樣，我們只是又往下跳了一遍。」

夜色漸深，最後一輪清酒注完，酒杯紛紛見底，與最後離開的朋友也擁抱道別以後，我和尚恩立在原地看著後院。

「很棒的派對。」尚恩說，我點頭。樹下蠟燭閃爍。紙綵帶和番茄交錯纏繞在蘋果樹枝上。我們緩緩移動收拾杯盤，把空酒瓶放進回收箱，院子打掃乾淨後，我們走進屋裡，走向臥房一起躺下，我把頭枕上尚恩的肩膀。

「謝謝你。」我說。「這是我人生度過最棒的一次生日。」

「那太好了。」他說著撥開我臉上的一綹髮絲，然後輕吻我的額頭。他的呼吸沉緩炙熱。他的嘴唇移向我的側頸，然後越過我的肚子往下，熱意再度升起，來得又快又烈，頃刻充滿整個房間。

●

白天，我心跳得飛快。我一直在服用護理師開給我的安必恩，但到現在快兩個月了，我能睡著的時間逐漸往下掉，每晚最多也就四個小時。不應該有這種感覺的，心臟激動得像急著想找到出口，急著從鳥籠般的肋骨裡奪門而逃。人不應該有這種感覺的。這代表線路卡住了，有東西壞了，大腦亂七八糟發出與身體需求無關的訊息。我會站在窗邊，晃著懷裡的芬奇，然後人忽然往下一墜，彷彿艙壓瞬間消失。我是一個會昏倒的女人。我是少了躺椅就只能漂浮的女人，所以我只要站著就盡可能靠近沙發、扶手椅，靠近床，一手隨時準備扶住自己。我不知道這是因為藥效還是懷孕。我只知道，我想睡覺。

入夜後，意識像泥巴過篩一樣推擠進來。有時服完第一顆藥以後，我衝破藥效的迷霧，半昏半醒在屋裡到處遊走。我坐在沙發上看著邊桌上的小時鐘從凌晨十二點走向凌晨兩點。到了兩點半，我慌了。失眠是我唸給芬奇聽的故事書裡那條好餓的毛毛蟲，結蛹前怎麼吃也吃不飽。我需要打電話找人聊一聊。不行，現在沒有人可以找。凌晨兩點半能打給誰聊這種事？我想了想覺得乾脆開車出去兜風才是上策。這主意多棒啊。車裡很安全，不會打擾任何人。我可以開向猶他州南部的沙漠，去看那些壯麗的沙岩拱門。說不定我會爬爬周圍的山。說不定我會像艾弗瑞特．魯斯（Everett Ruess）一樣失蹤。一九三四年，這名年輕藝術家走進猶他沙漠，從此沒人再見過他。聽起來很不錯——我像魯斯那樣消失在沙漠中，成為四十歲的謎團。又或許我會買甜甜圈吃。

我抓起車鑰匙，正要拉開前門走出去，尚恩把我攔住。我們家很小，什麼動靜都聽得見，所以我向來像老鼠一樣躡手躡腳，不希望吵醒尚恩或芬奇。我不知道尚恩是什麼時候從房間踉踉蹌蹌走出來，發現手握門把的我。我不記得尚恩有沒有生氣，他隔天還得早起把大花山茱萸木搬上造景卡車。他大概只是攙扶我的手肘，輕輕牽著我回房間，像醫院的護理員發現病患老太太穿著睡袍在走廊遊蕩。總之，我回到床上躺下，意識沒入黑暗。後來，我夢見一條路，偏遠荒涼的路，往到不了的地平線無限延伸。

我不記得我們早上聊過這件事。這像是夫妻會聊的事，但我的記憶正逐漸化為雲煙。而尚恩也不喜歡聊一些無法肯定的事。我盡可能把話題限縮在具體可感的事情上——桌上的橘子皮、尿布需要補貨、咖啡渣、植物奄奄一息需要澆水。沒多久就連這些話題也慢慢乾了。

昏瞶

2009年7月

懷孕第六個月，芬奇滿一周歲，並且脫離搖晃跟飛撲階段，會手腳並用爬行了。雖然稱不上速度怪物，但這孩子是實力派。第一天他才從客廳的紅地毯爬進走廊。走廊會先通往我們的臥室，然後通向廚房。第二天他就從紅地毯沿著走廊一路爬進廚房了——足足進步三公尺，我真心覺得應該頒個獎給他。第一次他做完搖晃跟飛撲姿勢卻沒有倒地的時候，他一臉驚訝看向我，像是在說：**哇靠**——**你知道這真的有用嗎**？

我開始會在白天陪他在地板上爬一會兒。我的肚子好像成天在收縮，手腳著地感覺舒服些。只要不必站著都比較舒服。芬奇憑自己力量爬進廚房那天，他就像終於發現有地板一樣，停在原地看得兩眼發直，彷彿那是大峽谷奇景。聽見聲響的時候，我正忙著把碗盤收進頭頂的櫥櫃，轉過身才看見是芬奇發現貓咪的飯碗，碗裡有小星星形狀的餅乾，他臉朝下看著碗底，滿臉洋溢喜悅。

那天下午，艾薇帶著給芬奇的生日禮物來訪，是一件紅色的小衣服，印著希區．考克和一隻立在他肩頭的渡鴉。我多年來夢想能當個電影攝影師，就像希區．考克的得力助手伯克斯（Leslie Robert Burks）。我喜歡他精準量測每一個場景以營造畫面張力，也喜歡他運用光線的新穎手法。我想像伯克斯是視覺的思想家。他會探究一個場景確切想要傳達的情緒，然後雕鑿片場的光源以突顯那個情緒。他有條有理、注重方法，對鏡頭布置堅持數學般的精確。每一個場景都是一道公式，而每一道公式都通往一個必然發生的事實。

我泡了薄荷茶給艾薇，芬奇睡了，我們坐在廚房餐桌邊閒聊。《山坳》雜誌停刊有四個月了，這段時間不只艾薇找不到工作，她先生傑克原本在地方高中當行政職員也被辭退。在這個一度光鮮亮麗充滿泡泡的美國，我們全都墜入不景氣的深谷，傑克和艾薇苦苦掙扎，踩在滑溜鬆動的碎石坡上設法找到工作。可雖然害怕，艾薇心懷希望。她是學術出身的人。她在布朗大學拿到歷史博士學位。正常情況下，雇主會排著隊搶著要她。但現在不論是她或傑克都找不到工作。四個月來，他們只收到一個徵人職缺，就一個。艾薇雙手環住茶杯對我說，這個夏天她要去阿拉斯加當餐廚雜工了。他們夫妻倆將要北飛，到安克拉治郊外的私營渡假村工作。

「會是一趟冒險。」她說。

我點點頭，替她把茶杯注滿。這幾個月來，我滿心重回雜誌產業工作的願望已消散殆盡。

我的生活淪為日以繼夜保障芬奇活下去。我不是藝術家媽媽。我無法大展魔法般的廚藝，也沒有經營部落格大書媽媽經。我窩在沙發上，盯著時鐘數著秒針，我是一隻蒼蠅往窗戶上撞了又撞，也不知道有沒有一天能脫離這種困境。艾薇下定決心後的開朗，只是突顯了我當成爛根枯葉推到一旁的苦惱。這些話我沒對艾薇說。我不希望我的煩惱額外增加她的負累。「是啊，冒險。」我說。「會很精彩的。」

遭公立學校裁員的一星期後，傑克和艾薇飛向了阿拉斯加。

●

我感覺愈來愈封閉，彷彿家裡的牆壁本身不斷向內縮。我從每晚平均能睡七小時減少到五小時，然後是三小時。到了九月，開始服藥的四個月後，我的平均睡眠時間再度掉回兩個半小時。**兩個半小時**。這不是人受得了的。就算有製藥龍頭和他們研發的仙丹，有些晚上我仍然沒有半點睡意，只籠罩在吃了藥的焦慮裡，在屋裡昏昏沉沉地遊蕩。

離寶寶出生只剩兩個月，尚恩表示想和朋友出去一晚。他只想腦袋放空，坐在吧台喝現榨啤酒。「去吧。」我說。「玩得盡興。」享受男人之間的打屁聊天、喝喝啤酒、放懷大笑會是妙藥良方。「去吧。」他才出門一個小時，焦慮就悄悄向我進逼。尚恩在家也不是多麼會安慰人，但他高大健壯，而我現在感覺自己無比弱小。雖然他經常心情陰鬱，不太樂意與我交流，我的失眠又讓他鬱悶挫折，但至少有他在就有靠山。萬一歹徒闖進家裡，他會保護我和他寵愛的兒子。

而且老實說，我從小就害怕有人闖進家裡。我還記得是我十歲的時候，我躺在床上規畫逃跑路線。我想到萬一歹徒想傷害我媽或弟弟，我該怎麼辦。我會和對方搏鬥嗎？我會從床邊的窗戶溜出去，奔進暗夜裡求救嗎？尚恩出門以後，我的陳年恐懼重又浮現。我安慰自己這只是我胡思亂想，但夜色漸深，外頭黑暗而陌生。芬奇在我們買來擺在地下室的嬰兒床裡睡了。從監視器螢幕可以看到他小小的身體縮成一團。我坐進客廳靠近大門的沙發裡，等待。十點了。十一點了。我拿起面前的書，裝作一切稀鬆平常。書上的字在我眼前糊成一團。十一點半。我用手指搓著棕色的沙發布纖維。午夜了。

我看向大窗，又看向窗旁的正門，門打開就是街道。後門的下半截門板被前屋主開了個寬洞，只有一片塑膠簾蓋住洞口，方便狗狗進出。我們沒養狗。這間屋子到處是孔洞，不堪一擊。如果真有人悄悄觀察，等待時機想闖進來，只需要一柄開罐器就能做到。口袋摺疊刀也行。而且說真的，他們要是能打開後院的柵欄門，只需要再鑽過狗洞，就能看到我呆立在廚房或樓梯口。我會眨眼。我會想到拿刀保護兒子。但我會嚇得動彈不得。我可能會用孕婦的龐大身軀撲上去，想擋住他們的去向，趁其不備說不定能奇襲成功。但還是別想了，我是逃不掉的。我最有可能是像一頭僵住的鹿，眼睜睜看著車子逼近。我會在原地發抖。對潛入民宅搜刮現金的毒蟲來說，我再好對付不過。我會望進他的眼睛，心裡知道我完蛋了。我會想尖叫，但恐懼會像棉花塞住我的喉嚨。

我全身僵硬。心臟大力衝撞胸口想逃出來，哪裡都好，就是別待在這裡。尚恩很快會到家，我知道的。也沒有毒蟲在鑽沒有狗的狗洞。沒有人在撬大門的鎖。我只是陷入孕婦的被害妄想。家裡只有芬奇和我，屋裡很安靜，街道也很安靜。我從沙發起身走進臥房查看監視器。芬奇的姿勢沒動。毯子裹著他的小身體。沒有人偷偷把他抱走，賣給某個幹些不法勾當的地下黑幫集團。我在螢幕前深深吸氣。空氣好稀薄。什麼時候變得這麼稀薄的，這裡的空氣？我來回踱步，然後坐下。螢幕不祥地閃了閃。

接著我聽見了。廚房傳來細小的聲響，有東西刮過地板。腎上腺素湧上我全身。**我的天哪，有人跑進來了**。他們一直在觀察，他們知道尚恩出門喝酒去了。他們會傷害芬奇，而我無力阻止。血會濺在牆上。完了，我喘不過氣。又一聲擦刮。我吸不到氣。**屋裡**有人。

我們的黑貓阿呆，慢悠悠地走進房間跳上床。我嚇了一大跳，手肘撞上床框。阿呆伸出小舌頭，舔了舔嘴角我們買來餵牠的小星星貓糧。這一幕要是在平常絕對很爆笑，我以為的歹徒原來是阿呆，我聽見的擦刮聲只是牠的貓碗在地板上拖動。我想像我把這件事告訴尚恩。我想像我們相對大笑。但我只覺得我快吐了，空氣還是好缺氧。

我緩緩拖著腳步從房間走向正門，然後又穿過屋子走回廚房和通往地下室嬰兒床的樓梯。這間屋子真小。廚房有一把切肉刀。我抓起刀子，開始在屋裡前前後後走來走去，從正門走向後門，數著呼吸，勸說自己別做傻事。我曾經是攀岩好手，曾經是心思細膩的詩人，可我從來不是滿腹焦慮，丈夫一出門就心碎滿地的人。脆弱得像玻璃纖維，我不認得這個女人。

是安必恩，我忽然這樣想。念頭從深淵升起。**是安必恩的關係。我吃藥多久了？四個月？五個月？這樣是可以的嗎？護理師有沒有說長期服用要注意什麼？**不對。我開始與自己爭辯。**不對，原因在我。我累得不成樣，還有一個幼兒在樓下要照顧，這條街也不是特別安全。上個月就發生過兩起闖空門。路口那棟公寓有很多藥頭藏身。雖然沒有釀過大問題，但畢竟……**

屈辱感向我襲來。我放下刀子，繼續踱步。**吸氣四秒，吐氣六秒。唸一唸箴言咒文。哼首歌給自己聽。做點什麼吧**。

你以前天天做瑜珈，我提醒自己。**你一個人去過第三世界國家旅行。你在中美洲打退過搶匪，還去過泰國攀岩。你靠蠟燭趕走帳篷外的猴子。你曾經連跑八十公里沒停下來。你曾經奮勇逃命**。

忽然一連串宮縮，痛得我直不起腰，我在後門旁兩手撐地縮成一球。醫生想不通我為什麼頻繁宮縮。他們也不明白我為什麼會心悸或失眠，而他們開的藥效用一次撐不過幾周。去他媽的！他們什麼都想不通。眼淚在地上積成水灘。我用這個姿勢在地上跪了一輩子那麼久。然後門吱嘎一聲開了。

走廊傳來的腳步聲嚇了我一跳。我半轉過身，與尚恩四目相對。我看到他看見了什麼：他的老婆縮成一球跪在後門旁，兩眼滿是淚水，驚恐得睜大。

「怎麼回事？」

「拜託以後不要晚上出門了。」我說，我憋緊了聲音，話音輕得像空氣。「拜託……我好害怕，而且陣痛個沒完，我只是……」

「我就出去喝個**啤酒**。」尚恩不耐煩地說，好像我這樣的舉動不可理喻。他看向我的臉。「是怎樣——你覺得我不會回家了？」

「不，不是。我只是……到處都好痛，我覺得很無助。」我又哭了出來。「對不起，我知道你只是想放鬆一晚，我也很希望你出去放鬆，只是……」我慚愧得脹紅臉。他氣憤又困惑。我想給他正常的生活，可我給他的卻是個絕望得彷彿末日降臨的黏人老婆。

尚恩站著看我，身體僵直，臉上凍結著情緒的漩渦——啤酒、朋友，結果回家是這樣？他娶的那個女人去哪裡了？這個脆弱破碎的生物是誰？他猶豫了幾秒，然後走向我。

羞愧吞沒我的臉。「我很害怕。」

「沒事了。」他說。「沒事了。我們去睡覺吧。」

我躺在床上的他身旁，心中暗暗咒罵。等寶寶出生這就會結束的。我答應自己到那之前不會再這樣舉止怪異。是懷孕的關係。懷孕很辛苦。總而言之。我沉入自責的潮水。我躺著卻清醒。

贖罪和妹子

2009年9月～10月

徹夜驚恐的兩天後，我冒出一個主意。這是個上上之策，可以帶來喜悅和希望，拯救被罪惡感吞噬的我。想到這個計畫我好高興，馬上聯絡了德克，拉他參與。德克是尚恩高中時代的摯友，現在住在西雅圖。他們倆在愛達荷州的陽光谷近郊一起長大，後來也一直保持聯絡。我把芬奇放到地板上，用絨毛娃娃、熊熊和獨角獸築起城牆圍住他。他得翻越城牆才出得來。芬奇躺在獨角獸旁邊，撫著獨角獸紫色閃閃的臉。我撥電話給德克。

「德克，嘿——我是梅麗莎。」

「梅麗莎，親愛的！等我一下。艾莉，不可以打妹妹。」他的聲音停住。我聽見腳步聲，然後是他的小女兒的哭嚎。我默默等著。德克是我見過最高挑修長、頭髮最金的男人。他有三個女兒，分別是八歲、六歲和兩歲，也都一樣金髮修長。他們一家是亞馬遜女戰士似的美麗生物。就連那兩歲的小女兒呱呱墜地的時候，容貌已經像能上幼稚園了。

「抱歉。」德克回到電話上。「艾莉把小柳的奶嘴藏在外面彈簧床上，覺得這樣很好玩。小柳剛才想從前門出去。」

「喔喔喔，可憐的小柳。」我說。「脫離盆栽階段以後，悲劇就開始了。」德克聽了我的俏皮話放聲大笑。德克是你只要辦派對一定希望他在的那種人。他會說服大家拚酒，然後脫光跳進鄰居家的泳池游泳。我告訴他尚恩的四十歲生日快到了，我想安排他去西雅圖來一趟只有男生的遠足，他一聽興奮至極。他也需要遠足，他說。這主意太棒了，想到的人是天才。

「我們應該想辦法安排在十月的第一個周末。」我跟他說。「我女兒預產期是十月二十八日。我可以請我媽來幾天。我們就訂一張機票送尚恩上飛機，他什麼都不用想。」

「好樣的。」德克說。「我想到啊，我應該能買到西雅圖水手隊的主場票。我認識一個人可以幫我們把座位畫在本壘板後方。」他的聲音有動量。我投出球，他一棒揮出了球場。「交給我來聯絡。這可以順便是同學會。我的天——」他幾乎沒來得及喘氣。「我可以在洛佩茲島上找間小屋。洛佩茲島欸！靠！我們大家可以在垂垂老矣之前聚一聚。」

「交給你了。」我說。我們都興奮得笑容滿面。「沒剩多少時間了。」

掛斷電話前，我們同意用電子郵件溝通，每幾個小時就能交換一下進度。芬奇已經翻過獨角獸，搖著包了尿布的小屁股爬向貓碗。我把他抱起來，牢牢攬在胸前。多美的一雙眼睛。

「芬奇，我愛你。」我抱著他說。他低頭看看自己的小腳，然後抬頭看我，咧開笑容。我用一隻手托抱著他，在餐桌邊坐下打開筆電。尚恩下工回到家前，我還有幾個小時。秋季的清掃工作往往讓尚恩心情低落。一天又一天耙起枯葉裝袋沒個盡頭，他只希望一切及早結束。我讓芬奇坐上我的大腿，然後把獨角獸塞給他。

「芬奇，你看。」我一邊搜尋出租度假屋一邊說。「這是水！這是樹！」我指著螢幕上的圖像。「我們要給他個驚喜，你說對不對？爸比猜不到我們準備了什麼。」沒過幾分鐘，我找到一間俯瞰胡安德富卡海峽的大洋房，有六間寬敞寢室、浴缸、私人海灘。青苔濃密到人可以躲進去。蔚藍海景和橙色的天空。

我把資訊寄給德克，兩小時候收到一封回信，說他們高中時代的三個朋友也加入了。就憑德克的三寸不爛之舌，外加中年男人把酒話當年的需求，看來這個計畫有望順利成行。

五個小時後，德克又寄信來說現在有十個人加入。他正在預定十月首周末的食宿。我們喜不自勝地傻笑，等不及想把這一份大禮送給尚恩——給他一段假期放下煩憂。**撐住啊**，我心想。**拜託了，撐到十月底就好，讓我送這份禮物給尚恩**。我在 eBay 下單訂了一頂西雅圖水手隊棒球帽。西雅圖水手隊十月二日會在主場對陣德州遊騎兵隊。計畫敲定。

棒球帽送到了。門上傳來敲門聲，我開門一看，外面正下著璀璨的陽光雨。我拿起紙箱子，仰頭看向天空。天色灰黑，雷聲隆隆，風伸長了手推弄樹枝。進了屋裡，我拿出帽子戴在芬奇頭上。我們依偎在沙發上，看著窗外的雨，芬奇前前後後低頭抬頭，感受棒球帽聚酯纖維滑滑的新奇感。我拉高帽沿，對他做了個躲貓貓鬼臉，他往後仰頭看我，眼眸幻若宇宙——先是白色，然後摻進藍色和更多的藍，一大圈清澄的藍。他向後靠上沙發，甩掉帽子，兩手抓住自己的腳，腳掌像兩個袖珍的杏桃。

我慶賀像這樣的日子——不覺得耗損、也沒被腎上腺素沖昏的日子。雖然持續服用安必恩和醫院建議的苯海拉明促進劑，現在睡覺感覺就像一場賭局。骰子擲出去，點數一對，我就能睡，點數不成雙，我就在昏暗的走廊遊蕩。這只是我當前的命運，我心想。很快我就會生下女兒，我不會再覺得活像受了千刀萬剮，也永遠不必再吞藥。這一次懷孕導致的荷爾蒙失調全都會隨之緩和。水會沉靜下來。我會生下寶寶，重新擁有我的身體，重新成為一個夜晚來臨也不會恐慌的人。

午餐吃了地瓜與一些乳酪和桃子以後，我把芬奇放進嬰兒床午睡。上樓後，我把水手隊棒球帽收進鞋盒，往床底下塞，又踢了兩件衣服到前面把盒子藏住。尚恩絕對不會看床底的，就算他真的發現帽子，也不會起疑心。他不是西雅圖水手隊的球迷。沒有多少人是，除非你是西雅圖居民，又不介意球隊表現普普。水手隊去年在美國聯盟西區排名墊底。

出發的前一天，尚恩到家累得半死。他一整天都在耙落葉、扛落葉、修剪玫瑰叢、修割生長到超過三點八公分理想高度的草坪。我要他脫掉鞋子，坐下來歇一會兒。今晚的菜色是他的最愛：椰汁咖哩雞配茉莉香米。

我知道要說服尚恩去玩，我得費上一番工夫，但這也是一部分樂趣所在。尚恩會看著我的肚子，知道懷孕三十六周了，我們的女兒隨時可能出生。他會憂心忡忡地看我，但他只能答應，我不會接受拒絕。我會展現強勢。他會看見我的決心，並且因此感動心軟。愛會撫慰我們筋疲力盡的身體。我會是堅貞又堅強的女人，幸福在我們之間升騰。我哼著小曲在廚房走動，感受到一股幾個月不見的活力。我拌鬆蒸好的米飯，往咖哩醬倒入濃郁的椰漿，同時靠絨毛娃娃和積木大軍讓芬奇忙得無法作亂。

我心底暗處某個角落明白，驅策我的是罪惡感。我對人的依賴令我反感。脆弱又黏人的我，不只對尚恩是種折磨，我自己都受不了。每到夜裡，我就被反覆的自責所擾，就算說那是全職媽媽難免會有的心情，我也無法坦然接受。在我人生至感脆弱的這個時間點送他去這一趟遠遊，我才能重新感受到自己的堅強。

我答應今晚向尚恩揭曉驚喜以後，寫信給德克回報。尚恩將會在明早十點出發前往西雅圖。我媽中午十二點半會過來。到芬奇睡第二次午覺的時候，尚恩已經和其他五個好友在市區的酒吧裡了。到了晚餐時間，他們會在本壘板後方看水手隊的主場球賽。另外十個朋友會一起來到球場集結，人人手上不是拿著啤酒就是熱狗。他們遇見會先裝出驚訝錯愕的樣子，但其實早就穿幫了。隔天一早他們就會動身前往洛佩茲島。

●

我正在攪拌咖哩的時候，尚恩癱坐進沙發。幾分鐘後又起身，走向屋外的工具棚。現在是十月，還不到凍人的冷，但已有些寒意。他大概抽大麻去了。我不介意他抽大麻，但我也注意到那讓他神志恍惚，更難以交流。我在床上替芬奇換尿布時，尚恩回到屋裡。我聽見冰箱門打開。

「啤酒是留給晚餐的！」我大喊。

「晚餐不是好了嗎？」尚恩喊回來，喀嚓一聲開了啤酒罐。

我抱著芬奇走進廚房，把他放進高腳椅。

「今晚吃椰汁咖哩雞唷。」我挑了挑眉毛說。

「太好了。」尚恩湊過去用鼻子蹭蹭芬奇。芬奇抓住尚恩蓄著淡淡鬍髭的下巴，伸出小手摩搓男人的鬍渣。

我們一邊用餐，我一邊舀我盤裡的芒果丁餵芬奇吃。尚恩靜靜啜著啤酒，目光一直盯著面對後院的窗子。吃飽以後，我收起杯盤扔進水槽，轉身面向他，雙手扶著身後流理台的細金屬框。

「怎樣？」他問。

「我提前準備了你的生日禮物。」

「哦，是嗎？」

「是啊。」我笑了笑，走進臥室拿出鞋盒放在尚恩面前。芬奇猛盯著瞧。

「現在打開？」尚恩問。

「**當然**，現在打開。」我翻了個白眼做效果，同時推了推他的腿。

尚恩打開盒子。「西雅圖水手隊。」他說。「呃……謝啦？」他把帽子戴在芬奇頭上。

他猜不到。我心中暗喜，開心得難以自持。大男孩在美麗小島上的周末之旅，他萬萬也想不到我送他的生日禮物會是這個——尤其現在距離女兒誕生又這麼近了。我滿溢勝利的喜悅。

「還有一個驚喜。」我摸出藏在冰箱上面的信封，端端正正擺到他面前，然後跟著坐下。

「這是什麼？」他問。

「打開看。」

尚恩打開信封，抽出機票。困惑地瞪著機票看了足足十秒後，他發出一聲掀翻屋頂的歡呼。

「西雅圖？」他不敢置信地大喊，雙眼睜得老大，眼裡滿是詫異。「我的天啊，靠，西雅圖？明天出發？你開玩笑嗎？」說完他隨即跳起來衝進房間收拾行李。

●

「是我的錯。」我對我媽說。我和她從過完耶誕節就沒見面，這中間雖然我也曾透過電話訴說失眠的痛苦，但我不覺得她真的理解。我知道她盡力了，但在加州維持生計的困難使她的心情烏雲罩頂。我們的對話往往簡短尷尬，兩個人都希望交流聯繫，卻又總是接不上線。此刻我們坐在客廳裡，看著陰暗的天空降下大雪，而我一邊努力消化歡欣鼓舞混雜自我厭惡的糾結心情。

「我是個笨蛋。誰會送人家禮物，心裡其實希望對方拒絕的？你說有誰？我真是無藥可救。我真的是悲哀到沒救。」

「別這樣，親愛的。」媽媽伸手按著我的大腿想安慰我。

「我應該開心的。」我繼續說。「我是說，**我是很開心**沒錯。我只是希望，他那時候別反應的那麼大喜過望。他十分鐘就收拾好行李了欸，媽。可能還不到。他半點猶豫也沒有，也沒問『老婆，你一個人沒關係嗎？』我甚至不記得他後來問過我什麼，他只好奇早上幾點要出發去機場。」

「寶貝，你送了非常好的禮物。我相信他是知道我會照顧你，所以才會去的。」她停了一會兒。我望著窗外紛飛的雪花。芬奇坐在我腿上盯著自己的手掌瞧，彷彿他的手腕末端突然長出了海葵。

「嘿，要不然，我們明晚出去吃一頓好料？這屋裡太陰暗了。孫子交給我照顧，你可以放輕鬆就好。」

「我有跟你說他大喜過望嗎？」

「你剛才說了。」

「天啊，我真蠢。我實在好蠢。」

「你不蠢，親愛的。你只是累壞了，這次懷孕消耗你很大的力氣。我來訂明晚的餐廳。你休息休息，我們明天去好地方。這塊地毯真是髒得可以。」

第二天像一條繃緊的長繩子向前展開。無事可做，只有看著雪，並且一邊努力澆熄我無論作為妻子還是作為一個人毫無疑問都徹底失格的感覺。

媽媽帶芬奇和我去了初芽（Sprouts），位於市區南端的一家蔬食餐廳，店內有復古的軟皮雅座，服務生的手臂環繞刺青。我們兩個都不是素食者，但媽媽在飲食上經常嘗鮮，藉此對抗憂鬱一發作就想吞掉一整個蛋糕的衝動。我們吃照燒什蔬丼，裡面有Q彈的植物蛋白丁。這些小方塊丁照理是要給人吃到肉的感覺，但口感和肉差遠了，外觀像變形蟲一樣不規則，像是某人一早到丹尼連鎖家庭餐廳買到的炸雞排。

媽媽開玩笑說她這輩子對什麼都成癮過，然後又什麼都戒了，依照順序有古柯鹼、酒精、健怡可樂。她從我高二那年開始接受勒戒。那是一九八〇年代末，那個時候勒戒中心還不多。

當晚，芬奇睡著以後，媽媽回憶起當年促使她接受勒戒的故事。她在一九八六年的十月入院勒戒，之後每年我們都會回到勒戒中心看看。這已經成為她的某種儀式，我們的某種儀式——幫助她記住自己的處境和進步了多少。每年十一月，我們都當作生日一樣慶祝她出院那一天。

「我永遠忘不了看著你走進麥特家。」她說。我當時搬進男朋友父母家的車庫，逃避她在古柯鹼作用下的暴躁怒氣。「我人在酒行裡買大瓶裝威士忌，卻看到你從店外經過，頂著剃光的頭髮，穿著一身二手店的舊衣服。」說到這裡她沉默了會兒。「那種感覺我永遠不想再有了。」

她回憶買了那瓶威士忌後，她喝了一整晚，直到酒瓶見底。她把幾星期前向當鋪買的手槍握在手裡，思考是不是該自我了斷。清晨時分，她開車到半月灣附近一片荒棄的海灘，半月灣位於舊金山南方四十八公里，是一座古樸的濱海小鎮。她把手槍塞在褲頭，赤腳走在沙灘上一直到腳底碰到海水。她準備就在這裡動手——扣下扳機，屍體留給鹽和魚去分解吧。但怕痛讓她下不了手。日後許多年她一直形容，忽然心生把槍扔進大海的衝動，是天使賜予的禮物。但現在她說，她當時心裡知道不能拋下我們。她的酗酒和藥癮已經讓我們孤苦無依，她不能再多加上一條自殺。

使盡全力把槍擲出去以後，她開著車把自己送到加州聖馬刁（San Mateo）一間清冷的醫院，住院了三十天，出院時乾淨剔透得像玻璃絲。她的癮頭對當時的我來說很抽象。我用了一、二十年才明白，那些藥物多麼嚴重地助長了她的憤怒和孤立。當時我只知道，我既害怕她又深深渴盼她的愛。我是藥癮酒鬼的女兒——時時刻刻如履薄冰，又有自己的滿腹怨懟。在我內心最黑暗的角落，我譴責她。我不滿她的懦弱，我從未充分理解作為一個獨力養育兩個孩子的單親媽媽——獨自與不被肯認的憂鬱症搏鬥的單親媽媽，是怎樣的難事。她勒戒出院後欠了一身債，滿心愧疚又沒有工作。但她再也沒有復發。其他癮頭來來去去，賺錢的時候表現為瘋狂購物，不賺錢的時候則變成雜貨店一包接一包的M&M巧克力，但她再也沒碰過酒。

聊天到了一個段落，我答應媽媽我會睡覺。我乾瞪著牆壁。我的語音信箱空空蕩蕩。沒有關心的簡訊，沒有一丁點的愛或感謝。我為自己的渺小感到悲哀，為我多麼盼望丈夫表露一些感激或擔憂感到悲哀。我希望他天天不忘關心我，對我傾注愛意。可因為他沒這麼做，因為他像即將放假的軍人樂不可支地收拾好行李，我感到失落而赤裸，熱辣辣的羞恥感像一張毯子蓋住我。我只能摟住心中那一小部分自己，不去恨她，不怪她在這種時候冒出來提醒我這也是我的一部分。

我覺得我已經瀕臨忍受的極限了。當夜，我的宮縮強烈到臀部失去知覺，助產護理師說這是正常的。但我的身體又出現一個新的怪症狀。我一直聞到菸灰缸的味道，不管我走到浴室、廚房，還是屋外，那味道始終散不掉。我聯絡護理師，但她們沒有答案。**菸灰缸是嗎？**她們兩手一攤聳聳肩。**懷孕後身體什麼稀奇古怪的現象都有。過陣子應該就好了。**

星期六下午，尚恩打來了。他和大夥兒在等渡輪。他告訴我，他在往西雅圖的班機上遇到史萊德和強尼，他們絲毫沒露出馬腳，領了行李就走，走之前問尚恩當晚要不要見面喝一杯，好可以傳簡訊給他們。德克接他上車後，他們去漢堡店吃了午餐，之後德克說附近有一間很酷的酒吧，回他家之前何不去看看。他們到了店裡，看到強尼和史萊德在座位上和另外三個尚恩的高中同學拚酒。

「那個時候我就知道事有蹊蹺了。」尚恩說。「但誰也不說我們要去哪裡。水手隊的比賽又出現八個人，還是十個。我們還沒到，他們已經在本壘板後方坐成一排吃熱狗了。媽的，真是太爽了。他們甚至買了一根球棒送我。」

「球棒？」

「對。德克買來一根經典木頭球棒，後來到酒吧續攤，大夥兒都在上面簽名。」

「真的嗎？」我隨著一陣抽痛吸了口氣。「那太好了。」媽媽帶著芬奇冒險踏雪出門去買牛奶和蛋糕了。我吐出氣。

「菲爾還在酒吧裡認識一個玩得超開的妹子。你記得菲爾嗎？我們的婚禮他有來。總之，大家直到今天早上才告訴我洛佩茲島的事。」

「是不是，包準會很好玩。生日快樂，親愛的。」

「謝啦。啊幹！渡輪再十分鐘就要開了，菲爾還不見人影。他八成還在那個妹子家裡。我說這傢伙真的是不要臉。」

「可能是真愛。」我勉強擠出了笑話。

「哈哈。」尚恩笑了。「他這個人，每次都說是真愛……對了，那個啊，」他的聲音忽然繃緊。「我有一件事想對你徹底坦白。」

「哦。」我說，全身進入高度戒備。他有事想坦白。「什麼事？」

他支支吾吾開始告解。「我昨晚玩太瘋了。」他說。「很愚蠢，我知道……只是因為大夥兒都在，大家都很投入，很自然就這樣了。」

「哦？」長期睡眠不足的我極度敏感，我把持住自己。我不知道他打算說什麼，我告訴自己不要過度反應。而且話說回來，我一直處於精疲力盡的狀態太久了。我不知道什麼才是正常反應，對**任何事**都是。光是想努力熬過每一天我已經自顧不暇。

「嗯，我玩太瘋了。」尚恩說。他聽起來不像有歉意。聽起來有罪惡感。給我的感覺就像衝進告解室想趕快求個解脫，想把口袋裡的羞愧倒空在地上，才好接著回去享樂。「我只是……呃……我只是希望你知道……我覺得我們彼此坦誠很重要。」

「喔。」我又應了一聲。我們陷入靜默。我認為他會這樣坦言不諱是希望我寬恕他玩到忘我，或希望我在他出發前賞他一塊免罪金牌。那就像一坨爛泥流到我腿上，我舉高了雙手不想碰髒。

「總之就是，」他重複方才的話。「我只是希望我們可以……你知道的……互相坦白。」

我心涼半截地喏了聲好，但我情願他什麼也沒說。他如果哄了妹子摸他的老二或嘴對嘴傳啤酒，那沒錯，坦白很重要。但他這樣的坦白不是為了我——為的是他自己。他表明希望坦白以後只等著看我怎麼反應。他沒問我是不是睡得著覺。他沒有道歉，沒有表達任何遺憾。他並不好奇我對他剛才的那些話有什麼想法。他陳述了他的看法，隨我要不要接受。接著渡輪來了，他馬上得掛電話了。這也正好。我覺得噁心想吐。

媽媽買東西回來，我跟她說尚恩剛才打電話來，但對於他的告解，我一個字也沒說。我窩在沙發上垂頭喪氣，小口小口啃著媽媽拿給我的蛋糕。她不時對我投來擔心的眼神，一邊幫忙芬奇堆積木，但芬奇只想一掌把積木塔推倒。我懂他的感覺。此刻我只想摧毀所有碰得到的東西，但我站都站不起來。我什麼都沒有了。我坐在沙發上，一邊忍耐宮縮的痛，一邊抹掉順臉頰流下的兩行眼淚。

●

我和媽媽正在煎蛋的時候，電話響了。我抓起話筒，暗暗嘲笑自己還期待可能是尚恩。我後來就沒再接到尚恩的音訊，他在小島上，我也不指望他會打電話回來，但我多麼盼望聽到他說想我，或擔心我，或想知道我對他狂歡的感受。什麼都好。但來電的不是尚恩，是荷莉。她和傑洛姆從印度旅行回來了。她的聲音煥發溫暖光芒，是我好久沒感受到的暖意，我能感覺自己全身都倚靠上去。

我認識這對夫妻超過十年了。當時我是個求知若渴的年輕記者，走進猶他大學戲劇系，打算為他們對尤里庇狄斯（Euripides）悲劇做的前衛改編寫一篇報導。荷莉是行銷負責人，我們聊了好久，聊到我完全忘了要採訪該劇導演，只好隔天又打電話回來補漏，我們笑得花枝亂顫，像兩個操場上的國中女生，雖然她和傑洛姆都是我媽那個年紀。我們從此成為好朋友，我現在更把荷莉、傑洛姆和他們已經成年的三個小孩視為我的第二個家。

荷莉跟我說，她和傑洛姆在印度出席了一場婚禮，他們多年前接待過無數國際交換學生，新人是當年其中一個男孩子。簡直不可思議，她說。穆拉里和新娘子的名字用火堆寫在廣場上。整片廣場像賭城一樣燈火通明，但燃放的是焚香和煙火，大街上綿延好幾公里，人人都在跳舞。接下來的婚宴一直持續到清晨四點。你想像看看！之後他們去了夫林達凡（Vrindavan），著名的寡婦聖城，有一萬五千多名喪夫的女子住在這裡奉拜黑天神（Krishna）。真的好美，她說。整個印度充滿這樣的美。他們拍了幾百張照，想把一切都說給我聽。荷莉堅持要我和媽媽去她家吃一頓早午餐。他們準備了禮物，也有牛角麵包。他們等不及想見到我，聽我說寶寶好不好。「拜託一定要來。」

於是我們去了。我和媽媽把芬奇抬上車，才來到他們家門前，社交感染力立刻迎面襲來。荷莉用她整個身體擁抱我，我深深沒入她懷中，想起像這樣子擁抱二十秒以後，大腦就會開始分泌快樂的激素，邊緣系統喜悅地跳動，像個開心的孩子在特大號床鋪上笑得合不攏嘴。我意識到總是在這間屋子裡，我感受到純粹的愛。

這間屋子裡，滿是來自世界各地的相片和藝術品，每個角落都能遐想一種風情，屋裡洋溢對藝術、旅行，對家人的愛。牆上豎掛著一個古董印刷托盤，裡面擺滿小相片、火柴盒和拼貼畫。往起居室的走廊擺著一座木雕，是十多年前在澳洲當地小店買的。後院門旁有一張雅致的古董桌，後院滿植蘭花、多肉植物，還有一尊睡臉石雕像。荷莉幾年前用碎玻璃片裝飾餐桌上方的吊燈——鈷藍、蜜棕、天藍、玫紅色的玻璃片，全是從吹製玻璃藝術家奇胡利（Dale Chihuly）的私家車道撿回來的，用纖細金絲串起來，掛在燈下輕輕搖曳。這樣的美能改變一個人，因為它誕生於愛。美像一陣陣溫暖的風，自每個角落向外吹送，如此清晰，像精靈般存在。

我好一陣子沒想起過哲學家，近來腦袋幾乎總是空白，但此刻我幾乎覺得十九世紀德國哲學家黑格爾就站在一旁，陶醉於眼前的景象。**沒錯，黑格爾**。我一邊想一邊閉上眼睛。**你懂人心的嚮往。藝術的重點不在於追求仿真，在於向吾人展現天賜予人的自由是什麼模樣**。片刻後我睜開眼睛，接收我周圍脈動的美。**而這就是了**。

我走向廚房放下芬奇，讓他表演新學會的爬行。傑洛姆對芬奇說他早晚會出征奧運，然後走過來在我唇上極盡親切溫柔地吻了一下。要是換作別人這麼做，感覺會過於親密，但傑洛姆儼如我的父親，他這麼做的感覺就像最柔和的擁抱。「歡迎你們來。」他咧開笑容說。這個男人是一名精神科醫師，日日面對不穩定的情緒和精神疾患，自己很容易也受到影響，變得喜怒無常、嘲諷挖苦甚或更糟——但對人性的理解使他對人深深懷抱同情。他直視我的雙眼說出**歡迎**，善意盈滿我全身每個細胞。荷莉和傑洛姆也歡迎了我媽，輪流給了她深長的擁抱，並表示非常高興能見到她。媽媽見過他們一次，但那已經是很多年前了。**歡迎，歡迎！**

我抱起芬奇，大家圍著爐灶邊寬大的中島坐下，看荷莉做咖哩蛋，對芬奇亂抓荷莉的頭髮哈哈大笑。

屋裡的暖意替我充飽了氣，讓我堅毅也堅強多了。媽媽向傑洛姆問起印度之旅。她沒有去過，說來也沒旅行過幾次，但也許有一天她也會去，她說。

餐桌上吃過了牛角麵包和炒蛋，聽完了講述得津津有味的印度故事，寡婦和新娘的照片也看過了以後，荷莉要我跟她上樓去一趟寢室，她說她買了一件紗麗，印度婦女穿的傳統洋裝，不給我看看不行。我把芬奇交給媽媽，跟著荷莉上樓。她在床緣坐下，拍拍身旁的空位示意我也坐。

「你最近好嗎？」她問，聲音忽然嚴肅起來。「我和傑洛姆都很擔心你。」

「噢，荷莉。」我在她身旁坐下。我不知道該怎麼跟她說我是怎樣的四分五裂，我好擔心肚裡的女兒，每天都害怕自己撐不下去。「荷莉……我……」

「跟我說不要緊。」她說，明亮的藍眼睛裡寫滿憂心。「寶寶看來已經下降到盆腔了。你有睡覺嗎？」

「有，稍微。我是說，有陣子能睡。但最近……沒有，不算有睡。」

荷莉嘆了口氣，捏捏我的腿。「我們真不知道怎樣**幫你**才好。不敢想像你有多不好受。說說看，有沒有什麼是我們能做的？」

我望著地板。「恐怕誰也幫不了我。醫生也沒有答案。只能靠我堅持住。我只要能再撐幾個星期……」我撫摸著床單的面料。細細的金絲線勾出某種花的紋樣——矮牽牛嗎？不對，花朵很大，花瓣肉厚。罌粟花？

「我在想啊。」荷莉說，她的手現在輕放在我腿上。我伸出手指輕觸她的食指。她的手指好纖長，往末段漸漸縮細。

「哦？」

「我以前當過助產士。」她說。「以前在巴爾的摩的時候。你知道嗎？」

「我不……我好像沒聽你說過。」

「我受過不少訓練。」

「真的？」

「你可以考慮看看，讓我當你的助產士。」她說。「我應該幫得上忙。」

我撫著荷莉柔軟的手指。是芍藥，我想到了。這張床單像一片芍藥花園。我感覺身體鬆弛下來，沉入這片溫暖。真是不可思議的美。

「我會做紅茶和果汁冰沙。你隨時可以打電話給我。你也知道我是個夜貓子。我說真的——什麼時候我都會在。有我陪你。」

「噢，荷莉。」我說。「好，當然好。我很願意，謝謝你。」我能感覺皮膚底下聚集了大群的蜜蜂。我好累。此時此刻，感恩是讓我堅持下去的一帖舒緩軟膏。我會熬到結束。美在這間屋裡無處不在，我像吸取氧氣一樣大口呼吸。我握住荷莉纖長的手指。

「謝謝你。」我話才出口，雙眼就守不住流下兩行淚。她發自內心的慷慨令我瞠目結舌，彷彿屋裡另一個我不知道的房間敞開了，我尷尬地站在門前，訝異這世上原來有人能夠這樣去愛——訝異他們竟然邀請我入內。

骨盆腔

2009 年 10 月

凌晨一點二十四分。

我破水了，像玩具氣槍一樣應聲破開，我感覺到了。終於。我們的女兒要出生了，她準備好出來了。我推推尚恩，他呢喃幾句夢話，轉過身背對我。我下床找來一條毛巾鋪在床上。**我去沙發上坐著吧**，我心想。我的生活早已化為這張沙發，坐在上面呆望窗外天氣變化，呆望牆角的書架，呆望鼠尾草灰色的牆壁。再多等一下又何妨。

我試了會兒靜坐冥想，但我太興奮了。我沒遇過比這次懷孕更慘烈的事，現在終於要結束了。我會用力把女兒推出來，荷莉會握著我的手，尚恩和我會如釋重負地抱頭啜泣，女兒生下來了，失眠會消失的。

子宮收縮的強度變大了，我知道這個感覺，這代表我進入分娩活躍期。到了凌晨三點，我開始計算宮縮頻率。間隔依舊是四分鐘。這幾個月來斷斷續續一直是這樣。我記得監看產前壓力測試的護理師跟我說，我會很難受，但寶寶很好，沒事的。我安慰自己既然都忍耐這麼久了，沒理由不能再忍耐一、兩天。我泡了杯蜂蜜茶坐下來，時間剛過四點。到了清晨五點，我走進臥室。刀刃劃過般的一陣劇痛貫穿我的肚子。

「尚恩？」他的身體在棉被底下挪動，發出窸窣悶響。我深吸一口氣。「**尚恩**。」叫醒他的是我不由分說的語氣，清晰且堅定。

「啊？」

「我破水了。」

「Fuck!」他惺忪眨眼。「什麼時候？」

「三個半小時前。」

「好。」他搖頭趕走睡意。「需要去醫院了嗎？」

「還沒。但先做準備，好嗎？」我抓住梳妝台，一陣宮縮襲來，猛烈而熾痛。我的子宮應該要像一具幫浦：收緊放鬆、收緊放鬆。但有什麼地方壞了，有什麼東西卡住鬆不開。

「好。」他一邊說，一邊裹著被子笨拙翻身。「好，我起來了。」兩條長腿往床沿一甩，他坐直起來，呆呆瞪著牆。一分鐘過後，他站起來胡亂套上一條長褲。「你還好嗎？」

「只是宮縮。」我說。「我去沙發上坐著。」

尚恩沖了杯咖啡，然後把我的行李袋放在門邊。他聯絡克莉絲汀娜，她等這通電話等了有幾星期。我們去醫院的時候，她會過來看顧芬奇。尚恩走過來挨著我在沙發坐下。正好又來了一陣劇烈收縮，他搓著我的腿安慰我。

「深呼吸。」他說。「祥和的泡泡。」我懷芬奇的時候跟尚恩去上過冥想分娩課，這是課堂上不斷重複的一句話。這些話用意是要讓我在分娩之際有安心踏實的感覺，維持某種身心靈昇華的冥想喜樂狀態。雖然原意是這樣，但「祥和的泡泡」對我來說反而變成代稱一個人沒想過生孩子能出什麼差錯，所以盡做些瞎事搞笑。那幾個字讓我又想起廣藿香味瀰漫的教室、擊鼓的聲音和我們的天真。而這一刻，尚恩坐在沙發上輕聲說「祥和的泡泡」確實很搞笑，我忍不住喘著氣大笑出來，邊笑還邊打嗝。

西雅圖之行以後，我們之間一直很緊繃。我去機場接他回家時，他一屁股坐進車裡，抱怨說他們幾乎沒睡，我是不是想謀殺親夫。我告訴自己，這只是個笑話——可是我們並沒有一起哈哈笑，沒有心照不宣，沒有半點溫度。從那之後我心底就有一股冷冷的火，惱怒他從頭到尾沒有為這趟行程說過謝謝，沒有表示過半分感激。我也為自己起先盼望得到他的感謝感到罪惡，我知道自己送他這份禮物是為了彌補我的失眠帶來的重擔。我感覺和他隔得很遠，我們像兩個陌生人在家裡走動。但此時此刻，在晨光之下，我們在一起——和這幾個月來一樣在一起，我很訝異我們之間的隔閡這麼快就能修復。

「你可以打給荷莉嗎？」

「好，」他說。「現在嗎？」

「對，現在。跟她說我們到醫院會再打給她。跟她說大概再一小時。」

接著時間來到早上六點。子宮每一次收縮和之後留下的灼燒感開始痛得我不住喘氣。我不再覺得那麼熱，也不再能冷靜。我想去醫院，現在就去。克莉絲汀娜還沒來嗎？我們得走了。尚恩再次打電話過去；她在路上，剛過轉角，馬上就到了。我不記得之前有這麼痛。火燒了起來且沒打算停。我的肚子繃得像一面鼓，拳頭緊握，狂風暴雨。然後克莉絲汀娜趕到了。她會陪著芬奇。我們上車出發。

尚恩開上500號南下縣道接15號州際公路。早上車多擁擠，尚恩盡可能開得平穩，但一輛黑色飛雅特忽然從前方切進，他急踩剎車，我痛喊出來。

「抱歉。」他回頭對我說。「我不是故意的，只是他——」

「沒事。」我閉緊眼睛說。「只是拜託剎車別這麼大力。」

「抱歉。」

總算我們開上了公路，坐在我們小小的太空梭裡，向著那麼巨大的醫院行進，感覺很不真實，大家借《星際大戰》戲稱醫院叫死星。許多車從我們旁邊經過，車上的人講著手機，匆忙趕著準時上班、趕著打卡，展開平凡的一天，如同往常在茶水間閒聊。一輛克萊斯勒向交流道出口疾駛，尚恩踩了剎車，我盡可能坐直不動，再度閉起了眼睛。**吸氣**。我的肚子不肯放鬆。灼痛熾熱。現在每個動作都會痛，持續不間斷的痛。我痛得頭暈眼花，緊緊閉著眼睛好逃離我的身體。

終於，醫院到了。尚恩靠邊停下把車交給泊車小弟。謝天謝地幸好有泊車小弟。真是天可憐見。從哪裡推來了一張輪椅，我的動作重得像鉛塊。腿先上去，再來是骨盆。我坐下後，尚恩接過推把。椅面的人造皮斑駁剝落。我用指尖搓著裂紋，撕了一片下來，手指埋進底下的填充合成纖維。經過門廊進入醫院大門的時候，有個二十多歲大腹便便的女人站在那裡，雙手貼著玻璃，弓著背閉起眼睛動也不動。一個年輕男人徘徊在她身後，一手撫著她的背，神色惶恐。

尚恩推著我來到接待櫃台前，開始接受一連串問題的緩慢凌遲。他手指叩著桌面，抖著一腳，一一把問題答完。最後我拿到腕帶，護理師領我來到病房。她協助我換上病人袍，在我的腹部繫上束帶以監測收縮和我女兒的心跳。她檢查我的子宮頸擴張程度。六公分。

「這一次是VBAC，對嗎？」她問尚恩。

「什麼？」

「剖腹產後陰道生產。」護理師解釋的同時，稍稍挑起了眉毛。「你是爸爸？」

「噢，對，對，抱歉。我不知道正式名稱。對，我們這一次嘗試自然產。我們在二樓有助產護理師，還是她們辦公室在哪一樓。」

尚恩和護理師交談了一會兒，我的意識時而模糊時而清醒。尚恩問我餓不餓，要不要吃雞蛋餅乾？還是水果沙拉？哈密瓜球呢？這是他表現愛的方式。要是可以，他會直接在醫院做出一頓牛排大餐。他會用地瓜泥拌奶油糖蜜捏出一艘船。護理師離開病房，尚恩再度打給荷莉。她說她正在更衣，半小時內能到。尚恩的手重重按著我的肩膀，他問了我什麼，但我聽不見。太痛了。我吸氣吐氣，節奏急促。我的肚子感覺異常麻木且灼熱。護理師回來了。我的收縮現在更頻繁也更劇烈，產道應該更擴張了。他們正在密切監測寶寶的心跳，她說，這時我睜開眼睛。

「我想打硬脊膜麻醉。」我對她說。「愈快愈好。」

「什麼？」尚恩一頭霧水。我們才剛到醫院，我就已經吹破了我的祥和泡泡。我徹底敗給自然產。

護理師名叫泰勒，她於是聯絡了麻醉醫師，我們很幸運，麻醉醫師正好在兩台剖腹產之間的空檔，現在可以立刻過來。泰勒待在產房，看著螢幕上寶寶的心跳。心跳只有些許波動，在每次收縮後往下掉，像是人被石頭敲到了頭，先一陣眩暈才踉踉蹌蹌往前走。

麻醉醫師來了，荷莉也到了，接下來幾個小時一溜而過。尚恩和荷莉輪流小睡片刻或去買咖啡。荷莉替我按摩腳掌和手掌，餵我吃她答應會做的紅茶冰沙。

助產護理師被找來的時候，時間已近傍晚。來的不是安潔拉。永遠不會是安潔拉，我已經接受事實，替我接生的大概會是我只見過一次的人。這位助產護理師頭髮吹燙整齊，髮色偏黃，有一雙強壯的手。她自我介紹名叫喬琪亞。喬琪亞來自鹽湖城。土生土長。我記得她的嗓音，低沉宏亮像足球教練。**呼哈，呼哈！**她在我宮縮嚴重時和我通過電話，她建議我到院做幾項胎兒壓力檢測。泰勒和另一位護理師也在產房內。「我們準備好了。」她們對我說。收縮現在極度頻繁，差不多是時候用力推了。

我被扶坐成半躺的姿勢，喬琪亞端正地坐在我的兩腿之間。尚恩坐在靠近我右肩的椅子上。所有人蓄勢待發。團隊集結完成，但我卻還遠不在狀態上。

泰勒盯著螢幕數算收縮的頻率。打了麻醉針，我麻痺到感覺不到身體提示出力的信號。泰勒會透過螢幕充當我的身體。她請尚恩協助抓住我的腿。我們笨手笨腳尷尬了老半天，總算抬起我的兩條腿。泰勒讀秒，然後她一說「推」，我就使盡力氣想像自己在推。我皺緊臉孔，想像自己收縮肌肉，雖然我的肌肉事實上極有可能處於另一個時空。有人要我放鬆。尚恩說了些加油的話。泰勒再度讀秒，她看著螢幕眉頭緊蹙。「推！」我們就這樣持續了好一會兒。我一直希望多少有些進展——例如喬琪亞兩眼一亮，站起來伸出雙手準備迎接——但我們所有人就好像一齣諷刺劇的演員，推呀推的，誰也不能離開但什麼也沒發生。

感覺過了有幾個小時，一名穿手術服的男子走進來。他專注而急切，沒有住院醫師或護理師那種無聲的謹慎。他和泰勒簡短交談幾句後走到床邊來。

「邦德太太，」他說，公事公辦的語氣。「我是卡茲醫生，本院的婦產科主任。我們透過主監控系統一直在看你的胎兒的心跳。她恢復得不是很好，以程度來看，你可能需要考慮剖腹產。我知道你希望ＶＢＡＣ，但我認為現階段堅持自然產並不明智。」

我低下頭看看喬琪亞，又抬頭看看尚恩。我不敢相信遇上這種事。喬琪亞怒目瞪著卡茲醫生，她的兩隻手懸停在面前，彷彿寶寶這一秒就會滑出來。

「寶寶已經在下二公分了。」喬琪亞氣得大吼，她的意思是我女兒的胎頭已經下降進產道，這代表他們必須把她小小的頭拉出我的骨盆，因為她已經過門一半了。我想到覺得很可怕。

「能再給我們一點時間嗎？」我問。

「再一下子。」卡茲醫生說。「但我們隨時盯著寶寶。」

過了幾分鐘，在死命使力卻沒使上力的恍惚中，我看到一名白衣男子走進門。他走到我的右側，尚恩、喬琪亞和我一臉驚恐地看著他往貼在我手臂上的導管裡插入一根長針。

「先替你做準備。」他對我說，他的聲音聽上去逐漸變慢，好像用手指輕按轉動的舊唱片，聲音愈來愈低，愈來愈慢，直到停住。

「你這是在做什麼？」喬琪亞雙眼圓睜，對著男子咆哮。

「他們要我替邦德太太預備做剖腹產。」白衣男子不明白哪裡錯了，手裡仍然抓著插在我手臂上的針筒。

「我們還沒有同意。」喬琪亞回嘴。她真的氣炸了。「這個寶寶不需要經由剖腹產。」

「卡茲醫生要我準備的。」男子一邊說一邊退出產房。

接下來一切宛如潮水。麻醉生效得很快，不到幾分鐘，我的身體已經完全動彈不得。「用力！」泰勒說，但我的身體凍結像冰，沒有知覺。我們還沒反應過來，穿藍色手術服的一群人已經一擁而上，我們被推出門外，一名住院醫師在旁跟著跑。我聽見以前也聽過的委婉措辭：「風險要先讓你知道——子宮撕裂、腸撕裂傷、各種部位的撕裂傷、出血、死亡。」是的。知道。然後我們到了。手術室。又一顆蹣跚的心臟。又一次剖腹產。

我像一頭小鯨魚被抬上甲板，攤平在手術桌上，兩手臂平放身側，嘴巴乾得難受。我被清洗乾淨，剃光毛髮，一群人在我四周圍走動，彷彿我是一具標本，大而鼓脹的標本，肚裡的胎兒生命衰弱，他們必須盡快把標本切開，取出胎兒，挽救不停萎縮的心臟。女住院醫師與卡茲醫生談笑兩句，她的頭上繫著一條方巾，而不是鬆緊帶蓬蓬浴帽。住院醫師看了看擺在我的頭和身體之間的診單。

「這樣有感覺嗎？」她用針戳了我某處。

「沒有。」

「這樣呢？」她換了個位置。

「沒有。」

我連這兩個字都快吐不出口，嘴乾得像杜拜的沙漠。隨後尚恩來了，洗淨了手，身穿長褲和襯衫，頭戴蓬蓬浴帽。那些纖維材料那麼的薄，幾乎只是一層紗，但很可能是某些悲傷的枯木做成的，這些殘餘的紙漿再也沒有其他用處，只能做成這些用完即丟的醫療服裝，防止頭髮和細菌進入無菌室，阻隔感染和死亡。尚恩在我的頭部附近坐下，但我看不到他，我現在完全動不了，像一隻釘在玻璃盒內的蝴蝶。接著傳來噓聲要所有人靜下來，是時候了。我會被剖開，子宮從體內拿出來放上胸口，腸子掛在一旁，骨盆腔敞開，湧出血來。

他們開始動刀。我深深陷在自己的身體之中，甚至感覺不到我的胎兒。**快救她出去**。**將我從底部切開**，**把我從根拔起**。他們也這麼做了。卡茲醫生在我左側，女住院醫師在我右側，層層皮肉輕鬆分開，直到忽然停住——前次剖腹產術後留下的一層粘連，使我的子宮向上與我腹部的肌肉相纏。是的，這是個問題，這是個大問題⋯⋯

卡茲醫生低罵了聲「Fuck!」，提起手臂停在我的身體上方，手術刀朝天。後來女住院醫師告訴我們，她當下胃裡一陣翻攪，她沒見過這樣的事，子宮和肌肉緊緊黏在一起，醫生沒有辦法，只能用刀片削開腹部幾層肌肉。我的天啊，女住院醫師說，她以為她會吐出來，那麼多的血，腹部像顫抖的動物一樣陣陣收縮，濃稠的血積成一汪水潭。

手術花了很長的時間。尚恩坐久了決定站起來。他拍了幾張血肉交雜的照片，我的身體像生牛排，像切開的母牛。我無法理解他為什麼要拍照。好像我被切開後流著血的身體是什麼新奇的東西，是初次登上某座山望見的美景，而不是他的妻子和寶寶躺在手術台上，身體大量出血。他後來給我看那些數位照片，我驚駭莫名，倒縮成一團。他立刻刪掉相機裡的照片，動作快到我都懷疑他記不記得有這麼一回事。但那些照片伴隨一種深深遭受背叛、我無以形容的感受，長存在我的記憶當中。

分離我的子宮與腹部是一個棘手的步驟，兩邊都被切得血肉模糊，但卡茲醫生很專注，我的子宮最後終於脫開，接著被提出來打開，我們的女兒就在那裡，還活著。他們像拖一條魚似的將她拖上了生者的船。她睜著一雙藍眼睛，眼眸在她珍珠藍色的身體上閃閃發亮，好似我們剛把她從深海的睡夢中吵醒。

接下來他們一方面照顧她，一方面設法把我的身體拼回去。我的腸子被塞回骨盆，子宮縫合後放回原處，但還是有大量的血。卡茲醫生立在一旁，雙手按住我的子宮和腹部。女住院醫師也同樣正設法止血。一股寒意開始緩緩鑽進我的手腳。

卡茲醫生清了清喉嚨。他從隔開我和我的身體的藍色小簾子後方探出頭對我說，為了保住我一命，他們可能必須進行子宮切除術。他的語氣不溫柔也不嚴厲，只是實事求是，像是在告訴我，這一款鞋子沒有我的尺寸，也許我可以試試看靴子，低跟棕色的這一款。卡茲醫生和另一位也在手術室但我看不見的醫生交談了幾句。他們說了個笑話，跟我的身體、跟在我體內瘋狂蓄積成湖的出血完全無關。他們笑了笑，然後討論起可用於止血的不同類型基質材料相對的優缺點。兩人同意試試其中一種，材料隨即被拿來，放進我腹部張開的大洞裡。

這一切進行的同時，寒意也襲向我，像是有什麼東西進到我的體內竊竊私語。他們又讓我見了女兒一面，我注意到她的樣子活似埃及女神娜芙蒂蒂，後腦勺線條修長優美，顱骨被產道吸入塑形成奇特的輪廓。尚恩接手抱住她，不久他們便告訴我，我能保住子宮，那種基質纖維有用，出血止住了。女住院醫師和一名護理師合力把我的身體拼湊縫合回去，給我的皮膚釘上釘書針。我感覺到拉扯，她們兩人各站在我的左右側，與滑溜的皮和血搏鬥，一層層肉敞著裂口，很不容易重新翻回去蓋住我的大團腸子。

之後我被推出手術室進到恢復室。裡面到處是儀器設備，我聽見我的心跳響著機械的嗶聲在空間裡迴盪。泰勒也在。她會照顧我，她說，不會有事的。「我好冷。」我對她說，她拿了加溫毯來，但我還是好冷，像置身北極，身體沉重，接著抖了起來。泰勒站起身，神色凝重地看著監測螢幕，她的手術服口袋上別著小小的對講機麥克風。她對著麥克風說了些話，眉頭緊蹙，目光來回瞥視螢幕。

好冷。真他媽冷得要死。我這時開始劇烈顫抖，像在明尼蘇達州的暴風雪下裸身躺在結冰的路上。我抖得很厲害，抖到脖子肌肉抽筋。我的頭像節拍器一樣來回擺動，想鬆開箝住我脖子和身體的閥門。黑暗的氣息徘徊在角落裡，正在窺視我，向我步步逼近。

我的心跳聲在病房裡迴盪，泰勒開始對著麥克風大喊需要血，現在，立刻。我的頭仍然來回擺動，聽著我的心跳一拍拍跳動。泰勒對著麥克風大喊了一些數字。我的血壓在下降，她喊道。我們需要血，我的天啊，我冷到想哭，而且我止不住顫抖，抵擋不住寒意往身體裡鑽，從角落進逼的黑影就快抓住我了。

幾個穿手術服的人影衝進病房內團團轉。我被灌滿血液和輸液，但我的血壓仍往下掉。破裂。血積聚成寶紅色的湖。聲音在病房內轟轟作響。噓。有人拿來更多加溫毯裹住我的身體。我的頭前後晃動，我被注射了嗎啡止痛。我的心臟透過儀器發出緩慢的嗶聲。我聽著**嗶、嗶、嗶、嗶**愈來愈慢，愈來愈慢，最後停住。彷彿一顆球在屋裡彈跳發出巨響，直到地心引力伸出**拇指向下一比**。

於是我懸在那裡，停在兩下嗶聲之間的靜默，等著聽我的心臟再繼續跳。我的身體縮小成一個點，縮小成無。我不知道女兒被抱去哪裡。她在別的房間由別的人照顧，等待的牆重重阻隔在我們之間。我飄浮起來。不知道還能不能再見到她。我還能見到我的娜芙蒂蒂嗎，或者她會失去母親，由尚恩和他姊姊撫養長大，永遠背負母親死於難產的故事，與她永遠沒見過面，只見過照片和傳聞中的她，偶爾會在夢中遇見。我心想這就是我的死法嗎：冷到凍僵，聽著自己的心跳聲，心中只盼望見到女兒的臉。**讓我看看她的臉吧，她那珍珠般的小身子，拜託了，先別讓我死。我還沒打算走。別讓黑暗把我帶走。再一次就好，讓我見見我美麗的女兒。**

恍惚的試驗

2009 年 11 月

在術後恢復室待了七個小時後，護理師把我的病床推回我的個人病房。病房內有一片開敞的白色油氈地板，一張褐色牛皮躺椅，以及可以兼當小床的窗邊長榻。我躺在病床上，吊著點滴，肚子又高又膨。臉和身體因為灌進體內的大量輸液腫到認不出來，手指和腳趾活像香腸串。他們說我的身體腫得像山怪但不會持續超過一星期——頂多兩星期。

荷莉和尚恩留在病房裡陪我，他們把克蘿伊抱進來以後，她立刻巴住我。克蘿伊，我們決定這樣叫她。這是個優雅、老派的名字，絲絨般的名字。我用指尖輕撫她長長的頸項，手掌托住她的腿和背，她的身體像小小的逗號依偎在我的臂彎。我在她哺乳的時候睡著了，只在她把頭轉向一邊時醒來一下。尚恩抱起她，讓她的身體貼伏在他胸口。他的表情明亮、平靜而美麗。睡意緊接著襲來，這是世界上最美好的事，溫暖無夢的睡眠。我一直到天色墨黑才又醒過來，一名護理師在我的身體上方忙碌，檢查我的傷口和各項生命徵象。接著又到了克蘿伊需要吃奶的時間，那簡直是天堂，她的身體貼著我的身體，她的頭沉甸甸地躺在我掌心，眼睛隨天黑眨著眨著逐漸閉上。

四天後，克蘿伊和我能出院了。尚恩這段時間一直來回奔波，白天把芬奇交給克莉絲汀娜看顧出門工作。晚上克莉絲汀娜如果能陪我們兒子到深夜，他就來醫院看我。院方交代我每隔四小時服用一次布洛芬和羥考酮（Percocet）止痛。**子宮如果開始出血，立刻聯絡醫生。不要拿超過兩公斤的重物。不要太常走動。是的，水腫很不舒服，但是會消的。盡量多抬腳，有時間就睡覺。放輕鬆。**

芬奇不懂媽媽為什麼不能抱他。他伸長雙手，用哀求的眼神看我，我只能跟他說，媽媽不能抱他，因為她的肚子被翻出來又放回去。尚恩抱起芬奇摩娑他的鼻頭。我給克蘿伊餵奶的時候，我們試著一起躺在床上，但芬奇老想爬上我的肚子。尚恩看我皺起眉頭，一把將他抓住。我比入院時重了四公斤，我的肚子依然膨得圓鼓鼓。我只要把肚子塗紅再畫上一張小丑臉，我自己就是一張充氣蹦蹦床。

●

經過連續七個晚上與白天連成一氣的飄渺夢境，尚恩的媽媽雪倫來到我們家。她住在愛達荷州，來訪的時候通常會住在尚恩的姊姊家，她家距離我家約二十分鐘車程。但因為我手術後什麼也做不了，她就過來了。這對尚恩很不好受。只要他媽媽在，他就有些不對勁；有些永遠不會癒合的傷，帶著憤怒陣陣作痛。他努力抑制怒氣，但壓抑只讓事情更惡化。雪倫只是想幫忙而已。她為了上帝和孩子而活，但她沒完沒了且渴求別人回應的嘮叨閒話，對尚恩來說就像被迫關進一間上了鎖又沒有對外窗的密室。

雪倫把衣服都洗好，這是挺粗重的家事。誰曉得寶寶一天會換掉這麼多件包屁衣？她把廚房流理台刷得晶亮，把雜物收拾成井然有序的小堆。尚恩要她不要亂動東西。「抱歉。」雪倫一邊說，一邊把小堆往右移。他最恨她擅自移動東西。「抱歉，抱歉。」她說著又把小堆移到左邊。空氣總會一陣沉默。雪倫屏住氣，手停留在半空中，眼神看過來望過去，然後又繼續她的閒話家常。事情都做不完呢，她說。他朋友最近好嗎——離婚以後消失了一陣子那個朋友？他是不是酗酒？有吃藥嗎？她最近換了一種藥，她告訴我們。吃新的藥比較不會想哭。她要是哭起來，恐怕就停不下來，她一邊刷著流理台的白瓷磚一邊說。尚恩在廚房裡站了片刻，眼神冷酷，眼珠子轉也沒轉。「你能不能一分鐘不說話？」他說。「就一分鐘？」雪倫抿起嘴唇，像被人賞了一耳光。尚恩出門說要去家得寶百貨，一直到太陽下山才回來。

雪倫拿著我列的清單去了超市，回來以後很勇敢地在客廳嘗試教芬奇堆積木。積木一次次倒落在地板上。「抱歉，你睡了嗎？」雪倫在客廳大喊。我傍著克蘿伊躺在床休息——或假裝在休息。生下克蘿伊後，我停了安眠藥，認為我失衡的荷爾蒙現在總該正常了吧，但我的睡眠仍淺得不能再淺。「沒事，不用擔心。」我回答她。「我們只是躺著休息。」

晚上，雪倫躺平在客廳的沙發上，毛毯拉過頭頂讀著《聖經》或用 iPad 玩接龍。尚恩憤憤地說就算給的是一張釘床她也會睡，一想到這他就莫名其妙覺得更生氣，恨不得真的在地下室把暖氣關掉給她備一張釘床。

雪倫來作客的幾天後跟我說：《聖經》上說，人不應激怒自己的孩子。我跟她說，尚恩生氣不是她的責任，但她聽了反而苦惱。他們之間有太多傷處一觸就痛。我盡可能在家裡製造溫和舒適的氛圍。我知道我這是為尚恩動不動就生氣做了過多的補償，但雪倫就像一隻緊張、驚恐的動物。我向她表示我很感謝有她來幫忙。她跟我聊上帝和她在吃的藥，還有她和尚恩父親的關係，她的婚姻結束得很慘烈。尚恩記得他八歲還九歲的時候，就在他們離婚前不久，他爸爸有一次為了什麼事嘲笑雪倫。他們在廚房裡，她正在做飯，他笑盈盈的幽默隱晦而殘忍，雪倫氣到拿頭去撞餐櫃。尚恩的爸爸大笑出來。雪倫氣不過，拿出整袋砂糖摔在尚恩爸爸的頭上。

雪倫在我們家住了四天後，尚恩受不了了，把她送去姊姊家住。往往都是這樣。雪倫在兩家之間來回跑，需要幫忙的人喚她過去，之後又將她送走。這整件事讓我打心底難過，尚恩則生起悶氣，好幾天不想理人，他的傷口之大，我都很難貿然接近。

整整兩周，克蘿伊是一個洋溢喜悅、溫暖的小肉球，我時刻揣在身上。但接著她對世界醒了過來，小臉一皺，開始了無止盡的啼哭。我試過餵奶，試過讓她躺進搖籃，也試過抱在懷裡嘰嘰咕咕哄她。沒有用。她仰天長嚎，我做什麼都安慰不了她。她剛回家的時候，我和尚恩在我們床腳的衣櫥為她造了一個小窩，想說她可以睡得舒服，離我們也近，芬奇也不會半夜聽見她哭。但才過幾個晚上，我們就心灰意冷改了配置。克蘿伊每晚會醒來四、五次吃奶，終於沉沉睡去的時候往往也是芬奇一早快醒來的時候。尚恩決定去樓下睡充氣床，我留在主臥房陪克蘿伊睡。我告訴自己，照顧兩個嬰兒很辛苦本來就知道的。**會好轉的。睡意早晚會來。這是媽媽的必經之路。大家都一樣，每個人都是，每個人都是。撐下去**。

白天，我和尚恩在絕望下擬定了輪番看顧寶寶的策略。我們輪流把克蘿伊從胸背帶換進安在餐桌上的小搖籃，或者換進嬰兒雙人推車。雙人推車只在我們其中一人快到紅線的時候出動。我們從醫院給的ＤＶＤ學到，一旦進入紅線區很可能導致父母做出超乎想像的舉動。每當感覺她哭了有幾個小時，我就會把芬奇和克蘿伊裹成球，一人塞一個奶瓶，然後盡可能快步推著雙人推車，繞著街區走上一圈、兩圈、三圈，推車在凍雪結冰凹凸不平的路面彈跳。

尚恩星期六多半一整天不在家。有工作的事要上山，有草皮要鋪，有一些聚會必須赴約。我累得扁掉。芬奇和克蘿伊通常晚上七點半就寢，清晨五點半醒來。到上午十一點前，我已經抱著克蘿伊哄過、搖籃晃過、嬰兒車推過一輪了。她會靜下來一會兒，但只要動作一停，魔咒當即失效。終於我受不了，把她裝進胸背帶，氣沖沖坐在我們黃色的瑜珈球上彈跳，一邊唸麥可．康寧漢（Michael Cunningham）的小說《試驗年代》（*Specimen Days*）前三章給她聽。效果奇佳。芬奇昏倒在沙發上，克蘿伊也陷入快樂小寶寶的迷濛狀態。我在這一刻深深愛上麥可．康寧漢。誰能料到他美麗的措詞、對惠特曼的巧妙化用，竟然有鎮靜嬰兒、撫慰絕望的母親之效？面對嬰兒哭鬧有很多活下來的辦法，我的就是麥可．康寧漢。往後一個月，我就這樣坐在瑜珈球上彈跳，克蘿伊經胸背帶固定依偎在我胸前，我把那本書從頭讀到尾之後，下一本換成《魔戒三部曲》。我就靠這種方式熬過白天，直到令人不安的夜晚再次來臨。

產下克蘿伊並未讓我從失眠中解脫。克蘿伊出生三周後，夜晚變成一個黑洞、一道布料上補不了的裂縫。晚上給克蘿伊餵奶後，我沒辦法躺下就睡回去。腦中的時鐘滴答、滴答響。白天我抱著克蘿伊彈跳，夜裡我依然睜著雙眼瞪著黑暗。不久我就開始想起那些藥丸。夜復一夜想著它們。那些藥丸會幫助我入睡。我只是希望能睡覺。我夜夜祈禱身體裡的某處會鬆開，睡眠會回復正常。生下寶寶不是就該恢復正常了嗎？我的絕望一日深過一日。

廁所就有一瓶安眠藥。**一顆就好，我心想，就今晚而已，讓我睡個覺**。但接著又想：**別鬧了，我的身體遲早會恢復正常。我還有冥想和纈草茶**，我告訴自己。**我會堅強，我不會吞那些該死的藥丸**。

失速下滑

2009 年 12 月

克蘿伊睡著了。時間是凌晨兩點。我看著她已經看了幾個鐘頭。失眠的焦慮如影隨形。我試了冥想，試了數出美國所有的州和各州首府。克蘿伊如果能醒來，我就可以餵她吃奶，沉浸在舒緩身心的媽媽荷爾蒙裡，多少有幫助。但沒這回事，我起身下床，腳步沉重走進浴室，按開電燈，盯著我那一瓶藍色的小藥丸。我還剩下半瓶。原本打算生下克蘿伊就把藥扔了，但我一直沒扔，擱在那裡求個保險。

浴室的燈是一盞燈泡，罩著百合花造型的磨砂玻璃燈罩。馬桶正前方有尚恩嵌進牆裡的一排層架，他一直沒有徹底完工，鑲邊的木條一直沒裝上去，我想像有木屑以各種角度刺出來。我的藥瓶在第三層，塞在止痛退燒藥後面。**我要吃一顆**，我心想。我需要睡覺。我不對勁。我願用一切交換睡眠。這種神經被剝奪的感覺令人崩潰，現在又天天出現了。我會吃一顆安必恩——今晚就好。只是現在。或每次間隔一晚。其他時候我會試試草本藥方。纈草、黃芩。又或是褪黑激素。我會堅強。但今晚不行。今晚我需要一顆藥丸。

隔天早上，尚恩坐在餐桌旁用電腦看史蒂芬・荷伯（Stephen Colbert）的脫口秀影片。我在照顧克蘿伊至少四小時，又在客廳遊蕩了兩小時之後醒來。我原本希望把克蘿伊抱在身邊能幫助我入睡。**天啊，什麼方法都好**。有幾個晚上的確有幫助。但另外幾晚，我躺在床上滿腦子都是那些藥丸。**我前一天晚上是不是有吃藥？還是我的幻想？**

芬奇坐在玩具籃前，把玩具一個個抽出來往地板上拋。這讓他笑得合不攏嘴。每個玩具都是一個新鮮樂趣——《玩具總動員》的伍迪玩偶、拳頭大小的推土機、「抱抱我」狗狗布偶。**我的天啊！**我猜他一定在想：**這些東西會飛欸，彈來彈去欸！**他是我現在最愛的孩子。我知道我不應該這樣說，怎麼能說我愛其中一個孩子多過另一個。但芬奇是個柔軟的奶油、是盧克萊修（Lucretius）奧妙學說中的原子；他是奶油。他的手臂圈住我的頸子，攀在我身上像一隻小無尾熊，世界在這些瞬間極其美麗。

克蘿伊是一條尚在發育的毛蟲，我還沒能夠愛她。我應該要愛她的，為她心醉神迷，但我沒有。現在還沒。她扭動掙扎不肯被放下來。只要一把她放在床上或客廳的嬰兒軟毛毯上，亮晶晶的吊飾在她頭頂上方旋轉，啼哭仍會馬上響起。我甚至開始習慣把嬰兒搖椅提進浴室，我才能好好沖澡。聽見水聲嘩嘩作響，她會安靜下來，但我一關水，她會沉默片刻——啞口無言似的——接著啼哭聲又會在屋裡衝撞迴盪。

日子連成一氣。我生下克蘿伊後見過艾薇，但之後一直很難保持聯繫。她從阿拉斯加回來了，獲得一所空中大學聘用。她很忙，而我每天只覺得被一切埋沒。現在又漫天遍地是雪，天空也是一抹長長的雪色。克蘿伊前一晚半夜醒來一次，之後是凌晨一點，然後是凌晨兩點。等我終於翻身過去餵她，那雙圓眼睛一會兒盯著我，一會兒看天花板，一會兒望向其他地方——不完全在這裡，也不完全在那裡。毛毛蟲。哭呀哭，除非我起來走動。哭呀哭，除非我進浴室沖澡，讓水滴敲響磁磚。哭呀哭，除非我坐在瑜珈球上彈跳，讀《魔戒》給她聽。

尚恩絕望到買了一台電視放在地下室。靠著看《星際大爭霸》（*Battlestar Galactica*）影集撐過輪到他帶克蘿伊的時段。他會用胸背帶抱著她，在充氣床前方繞著小圈子邊晃邊走。前天晚上，她遲遲不肯入睡，我凌晨一點把她抱去地下室，尚恩帶著她看完賽隆人摧毀一處人類殖民地。天亮後，電視前的地毯都踩出了星軌。在戰星「銀河號」穿越太空尋找傳說中名為地球的避難所時，克蘿伊總算是睡著了。「太經典了。」尚恩無精打采，撐著沉重的眼皮對我說。「真他媽太經典了。」

那一年耶誕節，我媽從加州來過節，我和尚恩簡直像扔燙手山芋似的把克蘿伊扔進她懷裡。「邊晃邊哄有用。」我們告訴她。「她很喜歡胸背帶，只是不能停下來。」

我媽住在隔一個路口的汽車旅館。我們家沒有空床，尚恩的媽媽甘願睡沙發或睡地板，我媽不行。雖然咖啡很難喝，但她樂意住汽車旅館，她告訴我們。她不介意踏著冬天黑炭色的泥雪多走一個路口。

在家裡關了幾個星期，白天黑夜混成一團，我和尚恩都有些神志恍惚。我們買來一棵小樹，盡力為節日製造點氣氛。**你們看！**我想像我對芬奇和克蘿伊說。**是樹，樹上好多閃閃漂亮的東西！在這個家有象徵意義唷！在無盡的冬天慶祝新生！向耶穌基督、瑪麗亞，向歷史上所有賢者致意。向猶太教徒、穆斯林、印度教徒致意！我們這個家欣然接受靈性的機會平等，而且我們喜歡樹！**

我媽不是只來打掃的。她除了幫忙洗碗，還幫忙哄晃克蘿伊，直到克蘿伊哭出來，這通常代表克蘿伊想要不同的晃法，例如從右邊換到左邊，或者在家裡或到路口小跑。我從她手上接過克蘿伊。尚恩在烤肉，我問媽媽要不要喝杯茶。

小的時候，我認為媽媽難過或生氣多多少少是我的錯。我弟弟克里斯和我從來不知道今天過完，明天又會遇到什麼，我們只能學會適應。我弟弟關起房門，關上自己以迴避她。我成了家裡的照顧者、和事佬、外交使節。為了生存我必須漠視自己的悲傷、恐懼和憤怒。我時時刻刻如履薄冰，察言觀色適時奉上茶水，深怕她心中的火爆發出來會燒掉整個家。

我媽會壓抑怒火直到極限，一旦怒火升上來，她會變成連我也認不得的人。我記得五、六歲的時候，在我們住的小雙併屋，那天是星期六，我做了什麼不可饒恕的事。可能是太早醒來，可能是想自己煎顆蛋。我們在廚房裡，她厲聲吼我，我弟弟跑上樓，我一個人站在那裡，面對沒有起始也沒有盡頭的憤怒。我是個壞孩子，不知感恩。她受不了當媽媽了。沒有人幫她。沒半個人。我驚恐地睜大眼睛，緊緊摳著身後的餐櫃邊緣，過了彷彿一輩子那麼久，終於她收斂起怒氣，緩慢而沉默地走回她自己的房間關上門，一連好幾天沒出來。

遇上這種時候，我和克里斯會在她的隔壁房間看電視。幾天後她走出來，步伐晃得像一坨麵團。我們會一起坐在電視機前看卡通，直到她起身去做晚餐。這之後她因為心有愧疚，總會表現出一種尷尬而無以名狀的溫柔。我們會裝作若無其事。我們會希望這種事再也不會發生。

每當她發火，我心中總有什麼會碎成一片一片。我就是從那個破碎的地方開始寫起了詩。詩成為我的魔法城堡、我的避風港、最真實的本我。我把文字縫成一塊拼布裹住自己。我用這種方式捱過心碎和無依無靠。我用文字黏起心中淌血的破片，那些文字溫柔又善良，而且屬於我。

現在媽媽和我坐在沙發上，看著窗外一團麻雀在空中俯衝又飛散。「你看，」我對緊緊貼伏在我胸前的克蘿伊說。「有沒有看見外面的小鳥？看到牠們像水一樣流動了嗎？」

媽媽端著一杯黑咖啡。她在對我說工作的事。戒酒後，她在矽谷一路努力當上非常成功的高階主管招聘專員。維持了二十年後，她毅然決定拋下一切，開了一間寵物精品店。只是幾年前的事。她拿出攢下的錢，開了 iPaw，店面夠閃亮夠貴氣，能滿足名媛貴婦和每月一次的時裝秀，美腿纖長的女人會牽著戴藍寶石項圈的狗在鋪了地毯的走道上走秀。

只有一個問題：我媽不懂得經營小生意。不景氣來襲，她仍持續支出，持續花錢，為店裡進了更多閃亮亮的飾物，更多勞斯萊斯形狀的狗床，更多狗狗尺寸的晚禮服和燕尾服。她是沒經驗的暴發戶，經營得跌跌撞撞。就在這時出現一個名叫強尼．歐西恩的男人——一個貌似血腸卻穿上筆挺亞曼尼西裝的男人——她就走上了不歸路。強尼．歐西恩答應協助她宣傳行銷、協助她解決市場飽和問題，協助她周轉營運資金。她只需要付費加入他的機密人脈網，世界就會盡在她手中。付錢買了銀行本票，閃耀的承諾跟著煙消雲散。強尼．歐西恩是我媽故事裡的詐騙首腦。不到一年，他就消失無蹤，剩下傾家蕩產的我媽。

她回到人力產業做回招聘專員，但她已經失去過去的人脈，市場也逐漸疲軟。她現在住在高速公路附近一間兩房公寓——空間只勉強容得下她和她的三隻狗。「我現在的工作還夠我活下去。」她告訴我。「只是我不外食，也不買新衣服。」她嘆了口氣，低頭看著克蘿伊，這小娃兒漸漸一臉喝醉水手的神態。

「你盡力了。」

「怪我沒聽你的話。誰的話我都沒聽。只知道不停花錢再花錢。」她望向窗外。「總之，來這一趟的重點不是我啦。」她拍拍我的腿。「我們什麼時候拆禮物？」

尚恩端著咖啡抱著芬奇走進來。他們兩個剛起床，芬奇睜大了眼睛，眼神驚奇，用一連串流利的咿咿呀呀間雜幾聲「噢」讓我們驚喜了一下。尚恩滿臉愛睏，沒穿上衣，只穿了皺巴巴的法蘭絨睡褲。他一屁股挨著我坐進沙發。

我說不出我們之間究竟在何時築起了牆，從什麼時候開始，感覺我和尚恩之間剩下的感情是那麼少。這不光是照顧兩個幼兒和我失眠的壓力而已。某種冷硬而憤怒的情緒徘徊在我們之間的陰影中。所有溫暖都蒸散成冰冷的沉默，只有在討論實務的時候會被打破：他幾點回來？需要買尿布了嗎？芬奇學會新字了嗎？他的身體雖在，但情感不在，他的心思飄向別處的時候，目光往往露出呆滯的樣子。他的表情經常像一個嗑茫的人，同時又清楚知道自己神情恍惚是嗑茫後不幸的副作用——注意力既虛無飄渺，同時又偏執且高度集中。

我就像從前和我媽相處時一樣，把他的怒氣和疏離往自己身上攬。嘗試想改變它。如果**我**能好起來，**我們**就會好起來。如果我可以溫柔一點，他的目光就會重新活過來，溫暖地看我。我們陷入互害的關係裡——他愈往外想逃，我愈滿懷愧疚，面對我無法理解的失去，愧疚是我試圖控制的方法。

「耶誕快樂。」他吻了吻我的臉頰，然後舉起咖啡杯向我媽示意。

「耶誕快樂。」我摸了摸他健壯的胸膛。儘管我們之間隔著牆，他裸身近在一旁的時候，我還是會感到心動。失眠啃咬著我，我每晚都與藥丸搏鬥，但慾望仍會浮現。今天是耶誕節，我心想。他舉手投足之間有極細的一絲溫柔。我不知道稜角去了哪裡、何時又會再出現，但此時此刻，這一絲絲的溫柔已然足夠。

我們拆起禮物，試著教芬奇撕紙。他的精細動作技能還很笨拙，所以我們替他撕開包裝紙扔掉。他收到幾輛小汽車、一把藍色小吉他和培樂多黏土。我和尚恩交換了一間奢華日式水療的按摩券。至於我媽，她收到一件和她眼珠顏色相稱的湖藍色毛衣。

之後，尚恩進廚房煎牛排，媽媽忙著教芬奇怎麼握吉他。這是數個月來我第一次感到溫暖而安心。我讓克蘿伊躺下小睡以後也走進廚房，尚恩伸出他的長手臂攬住我，將我拉近。這個猝不及防的溫柔舉動卸下了我的所有防備。天啊，我好想他。我陷進他的懷抱。他的手指順著我肩胛骨的輪廓向下滑至我的後腰。他的胯部輕輕貼向我的下身。慾望。熱烈的慾望還在——即使我的身體累得要死，即使那道牆仍將繼續阻隔在我們之間。我不敢相信，但它還在。慾望。耶誕快樂。

●

我的藥快吃完了。耶誕節的溫暖來了又走，取而代之是一月的寒意。我本來沒想吃剩下的這些藥，可我現在吃了，我答應自己就到這一瓶吃完為止。不會再有新的處方，不會再有新的藥瓶擺上浴室層架。我一向討厭吃藥。再吃下去就好像我這個人很失敗，可我每晚卻仍數著藥丸。先是剩下十七顆，然後是十顆。我答應自己至少隔兩晚才能吃一顆。我必須省著吃，真的很嚴重才吃，但我現在每到第三晚就會吃藥，其他兩晚則抓著牆壁痛苦煎熬。藥吃完了怎麼辦？焦慮像個不速之客住在我體內。我天天與自己奮戰，沒錯，焦慮肯定出自疲勞，照顧兩個幼兒壓力山大。我不需要藥丸，我對自己說。我需要的是強大起來。

討價還價

2010年1月

一月的某天早上，尚恩帶著他的咖啡和筆電坐在餐桌前。他瀏覽《哈芬登郵報》和《洛杉磯時報》，瀏覽臉書。太酷炫了，臉書上這些人做的事。這麼多假期，這麼多朋友！去加拿大滑雪，去夏威夷走冷卻的熔岩！一個個笑逐顏開的家庭在一個個陽光明媚的背景前留影——小男孩揚起笑臉看向他媽媽；那個媽媽簡直像個模特兒，穿著完美合身的牛仔褲，花瓣似的柔軟嘴唇，低下頭看兒子。多麼悠閒而美好的生活！

他蓋上筆電，跟我說他需要去滑雪。他需要出門。好，我說，我們倆最近誰都沒出門，我們需要外出透透氣，需要把快樂的口袋補滿。昨晚才下過雪。克蘿伊睡在床上，芬奇一個勁兒地按狗狗布偶的「抱抱我」按鈕，尚恩收拾起行囊：滑雪板、滑雪桿、裝滿營養棒和三明治的背包、水和熱可可、他的鍋爐具組。出門前他發誓不會去太久，回來以後他會開車帶孩子去晃晃，讓我可以多少睡一會兒。這是他的協商談判。他認定我生了病，他會對我的病睜一隻眼閉一隻眼。他會「讓我休息一下」，他不帶感情地說。

門關上了。

我把一籃髒衣服扔進洗衣機，也把碗盤洗了。

一小時過去，接著兩小時，三小時。

我給克蘿伊餵了奶也搖著哄過了。我陪兩個娃兒趴在地上，表演四肢著地爬行的魔法給克蘿伊看。她剛滿三個月大，已經不再哭著要人抱了。我看進她那雙蜜糖般的眼眸，愛的井泉在我心底敞開。我在她耳邊做出親嘴的聲音，她咯咯笑得樂不可支，暖暖的頭靠向我的臉。我們像這樣親熱摩娑了一陣子，直到她決定起身去找狗狗布偶。外面太冷了，不適合外出活動，所以我們在家裡玩小汽車和積木。芬奇找上克蘿伊扭打成一團，妹妹哭出來，我把他們兩人分開。時刻綿延像一條無盡長路。

我覺得自慚形穢，我不是那樣容光煥發的媽媽。尚恩因為厭恨變得尖刻。兩天前，他開車載兩個孩子去了圖埃勒再回來，車程也就一小時。他一手抱著克蘿伊，一進門就說，他覺得開車帶孩子出去讓我休息是在助長我的狀況，好像我長期失眠是某種不檢點的行為。他放下克蘿伊，親了親她的額頭後又出去帶芬奇下車。提著坐在兒童座椅裡的芬奇回來時，他繼續剛才的話題，一副對話完全沒中斷過的樣子。他說他想了很多。他擔心這是一種**助長**。他不想這樣，他不會讓這種事發生。我張大了嘴啞口無言。感覺像誰往我胸口砸了一顆保齡球。

四小時過去，尚恩還沒回來。我開始與自己爭辯。我躲進廁所哭了五分鐘。我不是唐娜．麗（Donna Reed）[4]，我無法明豔動人。這一切都爛透了。

我告訴自己，我不會像我媽。我不會用我的憤怒傷害我愛的人。我重蹈了向來的做法。我矯枉過正，過度使用理性思考。至少我想像我自己過度理性思考，但我其實就是一部睡眠不足的火爆機器。我在廚房裡洗碗，內心的辯論在這時真正激烈起來。芬奇在樓下睡覺，克蘿伊在我架在餐桌上的小搖籃裡。我瞪著廚房剝落的黃色油氈地板，瞪著廚房磁磚之間的黏垢。我快受不了這個地方的骯髒。我無處可逃，這裡只有我和我昏沉的腦袋和兩個嬰兒。我甩上餐櫃的門，跺著腳步走到客廳往窗外看。沒看到尚恩。從來就看不到尚恩。我瞪著客廳地毯上的奶漬，接下來就只是一場荒唐鬧劇，兩個我像摔角選手在我腦中的擂台扭打翻摔。

爭執的內容大概像這樣：

你要多理解他。

對啦，我理解他徹頭徹尾是個混蛋。

4 唐娜．麗（Donna Reed）：曾以電影《亂世忠魂》（*From Here to Eternity*）獲得奧斯卡最佳女配角獎，是四〇年代好萊塢的明豔女星代表。

或許是吧。但現在全靠他賺錢養家，這不容易。他一定也很害怕。你站在他的立場想一想……

我倒想看他只睡一小時還要照顧兩個嬰兒。我倒想看他站在我的立場幾個月試試看。

你也知道他有多不知所措。他壓力很大的。

哎唷，可憐的小白兔得先顧好自己。

他盡力了……

我恨他。他去滑雪幾小時了。哪個家有兩小的爸爸會這樣？四個小時也沒打過一通電話，沒說半句「老婆，我很快回去。」

你們兩人都不容易——

他是個垃圾丈夫。吃飯也不知道要閉嘴巴，什麼溫柔還不是為了他的屌想找個地方插。

你這樣不公平。他也在盡力。你們都——

盡力個屁。他只想要有個翹屁股的賢慧嬌妻，他去滑雪會替他洗衣服，他回家的時候會在湯鍋旁燦爛甜笑。

夠了。再說誰不想要賢慧嬌妻？誰不想要有個翹臀小妞替他洗衣服？

去他的。

別不講理。

我剛才有說嗎？

不要——

去他的**和**他的垃圾屌**和**他的垃圾鍋具。

就這樣，幾個小時後尚恩回到家，我們開始討價還價。我們也來到了這個階段。我們講定尚恩一星期可以去滑雪一、兩次，等他回家後，我可以有一小時寫自己的東西。我們排定約會和性愛的時間。我們有孩子要照顧，時間有限。我們會請保姆帶孩子去兒童探索博物館。我們會付她錢，讓我們可以安安靜靜做愛。其他時候我們會拿時間交換時間。我們會打卡上下班。什麼問題我們會用大人的方式解決。

●

我每天都在注意芬奇學會說話的跡象。他現在一歲七個月大。我指著頭上說「光」，芬奇抓住我的手指往嘴裡塞。他往上看，但沒有跟著說「光」。

我舀起一湯匙芒果香蕉泥，芬奇向天舉起兩隻小手，手掌向外大大張開。「萬歲！」我喊道。「得分！」他湛藍的眼睛看著我的嘴，但沒有說出那些字。他笑起來，頭歪向一側，兩手向前環住我的脖子。那雙小手臂。

「抱抱。」我說。「媽媽，爸爸，抱抱。」

他抱住我，但什麼也沒說。

●

我用了一整個月，趁每次上廁所的時候多少讀一點大衛．福斯特．華萊士（David Foster Wallace）厚到能當門檔的小說《無盡的玩笑》（*Infinite Jest*）。我一直深深地愛著這個男人的聰明慧黠，他在紙上透出的黑暗精闢的機智。從前讀他的書，我總會為他光燦的頭腦、為他的睿智機鋒落淚。而現在我在廁所裡讀他的書。我像呼吸氧氣一樣小口小口吸收他，我需要他在我身旁。我需要他的聰慧和他的憐憫。華萊士自殺時，芬奇三個月大。得知消息後，我抱著芬奇哭。我感覺失去了一雙眼睛，孩子般迷惘。華萊士幾乎終其一生與憂鬱症抗衡，當他的藥從有效到失效，進逼的黑暗擄獲了他，他再也支撐不下去。我忍不住想，他的聰明，他用以剖析、評估、理解這個世界的工具，是不是也使這個世界沉重、醜陋到令他難以承受。把擁有這樣的才智奉為人最珍貴的成就，我不知道是否明智。我漸漸能明白芬奇擁有的是另一種截然不同的聰明，來自截然不同的感知領域——對空氣單純喜悅的反應；對構成及妝點人生的微小事物純然著迷。

《無盡的玩笑》我才只看了一小部分，但不要緊。華萊士的文字是氧氣，而我正在把氧氣吸入身體。

呼吸《無盡的玩笑》一個月後，我寫下一首詩，是獻給我兒子和大衛・福斯特・華萊士的一首情歌。要是能介紹他們認識多好。要是能把芬奇時時刻刻活在其中的那種聰慧帶給華萊士多好。**你看**，我會對華萊士說，**這就是美無處不在的樣貌**。

冉冉升空

2010 年 2 月

我只剩下四顆藥丸。昨晚我吃了安必恩，但是沒效。沒半點作用。我睡了三個小時。現在到了我的寫作時間，孩子交給克莉絲汀娜看顧。我任她開電視看《艾倫愛說笑》（*The Ellen DeGeneres Show*），克蘿伊睡在她的臂彎裡，芬奇在洗衣間努力思考要怎麼舉起自己的身體投進洗衣機。我每次放下他們，心裡就有愧疚，但每次放下他們，我也如釋重負。

我的褲子不再像從前合身。我的肚子變得又軟又圓，什麼都又軟又圓。我皮膚發乾。眼周布滿細紋，比起照顧嬰兒，有更多是長期睡眠不足造成的。我很少淋浴，選擇把頭髮在頭頂紮成丸子。穿時髦牛仔褲配靴子這種事我已經全忘了。

有了兩個孩子，我有空刷牙已很幸運，有空尿尿已很幸運。我以前聽過其他父母這樣說，聽過洗澡成為妄想、洗不完的包屁衣、半夜送進急診室抽鼻涕或摔倒後檢查腦震盪。「是啊，是啊——做父母很辛苦。」當時我說。但我這句話是外行人的評論。我沒遇過凌晨三點因為孩子無法呼吸衝進急診室。我還不曾看著我的人生在一個自己都不確定能否承擔的身分下崩潰。我還沒夜復一夜抱著孩子來回走動哄他們入睡。我還沒看著孩子熟睡而天光已在面前亮起。我當時的回答矯情、高傲又天真。哈哈哈，真可笑。

現在我也成了老婆。我也成了媽媽。我也拿起長柄湯杓、鋼絲絨刷，我也成了男人背後的女人。我是人家口中的夜行者。我的所有光鮮亮麗全都損耗殆盡。我是液體，淌流一地。

●

我收到一封電子郵件通知，我的一個朋友去世了——約翰。我和尚恩交往前，我們有一陣子走得很近，短暫但熱烈。我們在一場派對上認識。那是夏天，夜空是電光藍，我和約翰在門廊吊椅上聊了三個小時。他替我拿來多加檸檬片的琴通寧，兩條長腿邁進屋裡又走出來在我身旁坐下。到了半夜，他說服我一起騎腳踏車到鹽湖城市中心找石像鬼。我們找到六尊，盤踞在主街上空和馬德琳主教座堂屋頂，弓著身體像石化的兀鷲。

我們的友誼維持了五個月。那段時間裡，他優雅美麗且異常欣喜。喜悅若是一口湧泉，我們就是泉嘴。他兼具魅力和悲劇，他的熱情燃燒之烈，我知道不可能永久持續。我們會躺在他公寓套房的地板上聽巴哈、聽 Radiohead、聽 The Shins，有時候也跳舞。朋友都以為我們是情侶，但我們之間的情意存在於思慕的張力之中，身體關係只會將其摧毀。我們是熾烈燃燒的雙生火焰，肩並肩凝望黑暗。約翰燃燒得像大衛．佛斯特．華萊士，我則放任自己隨他一同燃燒。我們共享對音樂和深夜單車出遊的熱情，約翰還喜歡掏出馬爾貝克或格那希葡萄酒的小樣品給我驚喜，跟我說閉上眼睛可以用舌根嘗到胡椒或櫻桃香。「把味蕾交出去。」他會說。「你仔細品嘗，能感受到李歐納．柯恩（Leonard Cohen）的來生。」我會聽他的話，感受到他說的——覆盆子、辛香料、甜櫻桃永恆的一聲嘆息。

約翰在我認識尚恩的幾星期後消失了。他不再打電話來，他的號碼也改了。我找不到他，傷痛很快就被與尚恩交往的熱情燒盡。況且我們也無法再像從前一樣，尚恩會嫉妒。我放約翰自由。後來，我聽說他憂鬱症惡化，開始吃藥。我不清楚是哪種藥。有個朋友去看他，沒收了一瓶藥塞進她的乳溝，當成是個玩笑。他伸手掏了又掏，她笑說他真頑皮。他們當時站在門口，這個譬喻再明顯不過。她在外面，他在裡面，也許他知道自己困住了，又或許不知道。他試圖隱藏自己的絕望，用幾層厚毛毯裹住不讓她看見。他說了些打趣的話，伸手掏著藥瓶，而她站在門外，藥瓶像小寶寶的頭依偎在她的雙乳之間。

幾個月後另一個朋友告訴我，他順道去了約翰家一趟。他說約翰整個人像被掏空。「像個空殼。」我朋友說。他近前停車，看到約翰的單車在門外，窗簾全都拉上。約翰來開門的時候，我朋友說他的皮膚底下像是有什麼在爬。約翰說話正常，但他的目光飄忽，還像幽魂一樣在屋裡走來走去。約翰說自己正要出門，催著我朋友離開。約翰並沒有出門。我一直想著他會好起來。當時我不知道再過不久我也將懷疑起我的人生。我不知道藥瓶能空了一遍又一遍，你會再三答應自己不再吃了，然而夜色會降臨，又或者白晝與絕望會伸長利爪將你拖進陰影。

終於，約翰七十歲的母親來了，替他收拾行李，帶他回明尼亞波利斯老家同住。我們全都希望這對他有幫助。我們繼續過著自己的人生，相信他一定會再回來。只是遲早罷了。約翰在母親家裡住了三個月，最後從她的樓梯落下。事情發生在正中午。她看著他在樓梯頂端向後退，閉起眼睛，像一塊木板往後仰躺，直到撞擊力道讓他的身體猛然弓起。他因為頭部挫傷死在自家門旁。

我坐在電腦前，呆望著這些赤裸的文字。悲傷在我心底鼓動。我好奇約翰明不明白發生於他的事；我好奇他會不會像一條魚，意識不到水已淹沒頭頂。

●

星期四。我的藥已經吃完三天。我今天一整天幾乎都在哭。昨晚又只睡了兩小時——或者三個小時多。藥至少給我希望，給我三到五個小時，而不會只有兩小時。藥總會給我點什麼。昨天我去超市採買，在肉品櫃台沒辦法直視店員。我承受不了。可他希望我直視他，他特意停住動作，手舉著包好裝袋的火雞肉，等我直視他。周圍這麼多人，走在人群中好痛苦，螢光燈下能量混亂。我低下頭，等待收銀員刷掃我的火雞肉和尿布、尚恩喜歡的墨西哥捲餅。她把找錢遞給我，與我寒暄了兩句以示友好，我依然低著頭。**別望過來，我的花園裡只有痛苦。我受不了。拜託，不要看。**

第三部　神醫

「這種藥很神奇」

2010年2月

建築外招牌上粗黑的大字寫著整合醫學診所。名字正下方有個曼陀羅圖騰——橘紅色圓圈環環相扣加上旋輪線，帶給人和諧的感受，想起小時候用萬花尺畫出的圖案。門是厚實穩重的木門。門外無人，人行道上也未見人影。我走了進去。

有一個朋友向我介紹這位神醫。她努力做人一年半，肚皮始終沒有動靜，直到她走進這道門。神醫是合法執業的醫生，合法執照就掛在奶油色的牆上。他也專攻內分泌失調——荷爾蒙變化導致的不孕、癌症或失眠。我朋友向神醫求診半年後成功懷孕。我的藥吃完已經三星期，我的體重掉了兩公斤，每晚只睡兩、三個小時。我頻繁想吐，關節疼痛。真的很不對勁。我需要協助。睡眠不足正在將我生吞活剝。

神醫的網站上說明，整合醫學診所使用的先進療程，結合西醫方法到藥草針灸等眾多醫術。網站上寫，我必須願意發掘自身「不適」的根本原因。治療需要時間。我必須耐心投入。網站上也說，換一種藥或換一種療法不見得是每個人最理想的狀態，西藥仍有它的效用與貢獻，不會完全捨棄。身為患者，我要有勇於嘗試的心。我必須堅強。神醫會協助減輕我的不適所衍生的諸多症狀，同時溫和推動我轉變觀念。我會在此轉變的過程中認識到萬物的關聯。我會趨向圓滿。我會睡得著覺。

走進室內，燈光幽暗。三張桌子繞著一張黑色皮沙發和兩張橘色椅子排放在座位區，桌上各擺有一盞IKEA的檯燈。遠側牆上掛著一幅大畫，看起來像是梵谷小時候會畫的，對宇宙的摹繪——壓克力顏料厚塗的深黑幽藍背景，紅色與橘色的行星和周圍幾許星點。右手邊有一扇玻璃拉門，開向滿是層架的小房間，架上擺著許多白色或藍色的藥瓶。小房間裡坐著一個女人——金頭髮蓬軟得像棉花糖。很明顯她就是櫃台小姐，正在講電話，電話那頭的聲音大到我也聽得見。我走進去，她豎起一根手指，接著在桌上四處翻找。

「不，不。真的，不用擔心。」她告訴電話另一頭的人。「您得要有耐心。症狀如果持續超過五天可以聯絡我們。」她哼哼嗯嗯表示理解，偶爾小聲吐氣或發出嘖聲。她掛上了電話。

「梅麗莎對嗎？」

「是。」

「太好了。歡迎蒞臨整合醫學診所。這裡的表格請您先填寫。麻煩盡可能詳細，這樣我們才能清楚瞭解您的飲食、睡眠、生活型態和目前的狀態。問題很多，您慢慢來。填寫完以後交給我，我們就可以開始看診。」

我拿著寫字夾板坐到一張橘色椅子上。陰影處暗不見光，我真怕絆到方方正正鋪在座位區的地毯。這是芳療店的亮度吧，我心想。按摩室的燈光，看不見的喇叭發出陣陣柔和的音浪。我填完琳瑯滿目的表格。**睡眠**？沒有，幾乎沒睡。**飲食**？不拘，偶爾去蔬食餐廳或義大利麵館。**生活型態**？背負育兒重擔，被母職淹沒。心心念念想著藥丸。**目前狀態**？這到底要怎麼回答？這樣問是什麼意思？目前恐怖的狀態就是我睡不了覺，又要照顧兩個幼兒，丈夫在和不在沒兩樣。目前狀態就是我絕望到可以每天一連哭上幾個小時。目前狀態就是我死命撐著，每天起床時睡眼惺忪，四肢著火。我覺得自己是克蘿伊最喜歡的書《狗狗衝衝衝！》（*Go, Dog. Go!*）裡面的狗：「現在天亮了。／太陽出來了……／該出發了唷。／跑呀，狗狗，跑！」我一度想把這些寫進表格，但最後沒寫。神醫大概不會懂。他可能會連絡尚恩，他們會把我送進大學附近某間醫院的病房，房門從外面上鎖。我想像得到。我的小杜鵑窩，醫生用輕柔的語調說話，牽著我的手握住裝了更多藥丸的白色小藥杯。

我把表格交還櫃台，回橘色椅子上坐著。這個能引起幽閉恐懼的候診室裡沒有半個人。我望著IKEA檯燈的輪廓，地毯上映著宇宙畫煤黑、藍綠的顏色。學梵谷學得很醜。我低下頭，默默等待。一扇門打開了，一個五十來歲、髮型像極了歌手東尼・班奈特（Tony

Bennett）的男人走出來。他回頭和身後的男人握手，我猜後面那個人就是神醫。醫生個子比我想像中矮小。一個矮小的男子，穿緊身卡其褲，臉上小麥色的皮膚緊緻。

「謝謝。」五十來歲的男人說。他伸手把頭髮往後梳。「希望之後能看到變化。」

「需要時間。」神醫敞開笑容，伸出小手搭在男人的肩膀上說。「但堅持療程，我們辦得到的。」

我被領進神醫的看診室，裡面形狀像個鞋盒。一張大木桌幾乎占去左側牆面，桌旁有一張小綠椅。他示意我坐上椅子，自己則坐進桌子後方的座位。

「我看看，什麼問題呢？」他說著拿起我的病歷表。

「噢，對，那個。」我尷尬地說。「呃……就是……我失眠有一段時間了。幾乎都沒睡。好幾個月有吧。」

「嗯哼。」他掃視我的表格，瞭解我的生活型態、飲食和目前狀態。我的對面有一張很小的柚木桌，桌上擺著一尊印度教象頭神迦尼薩。這尊神祇被奉為障礙的祛除者，也是藝術的守護神。真有趣，我心想，這麼多從事替代治療藝術的人崇奉東方的神明。在牆上掛些天主教聖人豈不也一樣合適。博洛尼亞的聖凱瑟琳就很不錯，她也是藝術愛好者。或是聖若望，我很佩服這傢伙。但說真的，我明白。靈肉分離這整套價值座標系就是從天主教開始的。神醫在診間擺上象頭神，是在昭告自己趨同於東方哲人，致力追求完滿，脫離靈肉分離的混沌。

實在有點老套，我忍不住想，有部分也是這股追求完滿整合的風潮讓俄亥俄州居民流行唸瑜珈箴言，在沃爾瑪超市買「歲月靜好」（It's All Good）和「Namaste[5]」印花上衣，不過……

「所以你有兩個孩子？」神醫低頭看著我的病歷表。他的右腳——離我較遠的那一腳，不停上下晃動。他迅速抬頭，小眼睛掃了我的臉一眼。

「對。克蘿伊四個月大，芬奇將近一歲八個月。」

他再度低下頭。

「你的失眠就在懷上第二個孩子之後不久出現？」

「對。而且不是偶爾醒來幾小時那種失眠。是每天晚上都只能睡上一小時到三小時。我偶爾會出現幻覺，身體像遭受電刑。我是說……我也沒受過電刑啦，只是……」我抬眼望向象頭神，其中一條手臂肯定動了。「總之，我做了點功課，我在想會不會是一種致死性家族失眠症（fatal familial insomnia）。你知道的吧，據說這種病只在義大利某戶人家出現過一次？我聽說還有一種非遺傳突變型，叫偶發性致死性失眠（sporadic fatal insomnia）——」

「你沒有致死性家族失眠症。」他說，他的腿依然在桌下快速抖動節拍。

「呃……」

「或是偶發性致死性失眠症。」

「是，但我讀到說它主要發生在產後，況且芬奇才七個月大我就又懷孕了。」

「你的焦慮嚴重嗎？」他問。他的瞳孔是棕色的。淚汪汪的眼睛。

「呃，睡著以後就還好。」

「你兒子有唐氏症？」

「對，但這不是我焦慮的原因。他是我見過最冷靜的孩子。」

神醫做了幾行筆記。他的頭開始跟著腿打節拍。他在紙上沙沙書寫，頭和腿像捲動的雙線軸。

「我在猜我們遇到的是皮質醇的問題。」他說。「你聽過皮質醇嗎？」

「呃……壓力荷爾蒙？」

「沒錯。它是腎上腺分泌的激素，是啟動戰或逃反應的荷爾蒙。我們會做個檢測。懷孕常常會擾亂腎上腺，你在相對高齡懷孕，兩次時間又很接近，我在想你的身體只是無法自我修復。」

我鬆了一大口氣。皮質醇，當然了。那些個盯著氧氣監測螢幕嗶嗶作響的夜晚，無時無刻不感到陣陣驚慌，深怕我的兒子吸不足空氣。

「你現在需要的是修復。你睡不了覺，身體也無法自我修復，所以你一直困在戰或逃的

5 Namaste，梵文，其義為「用我內在的光，向你內在的光致敬」。

模式裡。」他寫下幾行筆記。**好簡單**，我心想，**好清楚**。**我一直處於皮質醇高度分泌的狀態，愈分泌愈多**。**難怪我睡不著**。

「我現在開給你一種藥，叫作安定文。是一種強效、速效的鎮靜劑，用於幫助睡眠效果卓著。這種藥很神奇。」

「我之前吃安必恩，剛開始有幫助，但現在……我不知道。我不喜歡。」

「不，這不是安必恩。你是不是出現幻覺或異睡症——行為古怪反常？」

「對。」我興奮得在椅子上跳了一下。他懂。安必恩有一小段時間有用，但我經常覺得半邊大腦被強制關閉。即便吃了藥我還是會醒來，像腦損傷患者似的大半夜裡亂走，頭昏眼花，沒有方向感。「我差一點在凌晨三點開車去南猶他州。我醒著，但是我不**清醒**，你懂嗎？很可怕。」

「安定文不會這樣。你放心。你還在哺乳對嗎？」

「對，是的。」

「好，我確認一下。」他翻閱桌上一本厚重的活頁夾。「可以，安定文是最適合的。晚上哺乳過後再吃。安定文四個小時就能排出身體，所以對餵母乳的媽媽也很安全。」

「**太好了**。」我歡欣鼓舞。「**太好了**。那皮質醇方面呢？」

「只要能睡覺，你的身體應該就會開始自我調節。你得先有充足的睡眠，其他進展才有可能。我會請芭芭拉替你做皮質醇檢測。要請你用瓶子收集唾液，一天四回，然後寄到實驗室去。可以嗎？」

「當然。」我說。「唾液嗎。簡單。」

他聽見這話，露出全然理解的笑容。拍胸脯保證的笑容，這個人理解我的遭遇——沒人理解只有他懂。也許這是他在鏡子前練習過幾百次直到完美的笑容，但不管怎樣還是有效。他起身把處方箋交給我的瞬間，這個笑容就落在我身上。助睡的安定文錠。失眠到支離破碎的我並沒有問象頭神對這個絲毫稱不上整合的處方有何看法。但我不是正常的我。我是個受傷的女人，而神醫是會治好我的人。我的身體會修復，我會恢復原來的我。**這個人他懂**，我對自己說。**他是合格醫生改行整合療法，我會聽從他的醫囑。我們會找出我不適的根本原因，然後一切都會康復**。

「謝謝你。」我在神醫開門的時候對他說。「沒想到這麼簡單。真的非常感謝你。」

「讓身體恢復到常態可能會花點時間，但你放心。堅持療程，我們能做到的。」

當晚我睡得極沉，隔晚和再過一晚也是。神醫開的新藥是救生圈，我竭盡所能攀住不放。尚恩常一早出門去滑雪，而我甚至沒聽到他的動靜，等到屋門關上，克蘿伊驚醒後抓住我找奶喝，我才醒過來。

我的女兒變得無比美麗。我一直好怕那些藥丸會干擾她發育，怕我的乳汁腐蝕她的神經系統，把她變成不停哭叫的猴子。我擔心她會變成焦慮、抑鬱的孩子，進入青春期會走向暗黑作風，塗黑眼窩，墜入藥物與墮落。但我們已經度過三個月里程碑，她儼然是一個新的孩子。我可以把她放下超過五分鐘。我可以安心小便。當我望著她的眼睛，一股溫柔在我胸口綻放。榛果色的大眼睛，透著那麼一抹綠。她昨天伸手找芬奇。她伸手拍打哥哥的臉，臉上綻開笑容，像牛仔競技賽一樣璀璨。美。終於。我的女兒來到人世。

消失的一年

2010 年～ 2011 年

我推著嬰兒車，車上探出兩個小娃兒的頭，一個男孩一個女孩。男孩掉了一隻鞋子，他的眼睛有輕微鬥雞眼。他在一公里半前把一腳的鞋子脫了，鞋子現在躺在一戶人家前方的人行道上，屋上招牌寫著「民主無價」和「自由言論區」。那隻鞋是咖啡色的，戶外風格，魔鬼氈鞋帶，側面印有品牌名「KEEN」。他爸爸花了四十美元在戶外運動用品店買了這雙鞋。他的兒子值得用最好的。這位爸爸確信這孩子很快就會走路的，他兒子一定能學會走路。

我不時停下來，靠著雙人推車的橫桿彎下腰採野花，這能讓我休息一下。我走過一個街口就休息一次。再走一個街口，再休息一次。用這種方式我可以走個一公里半沒問題，有時候更遠。走著走著就過了幾個小時。我把野花放在兩個娃兒中間。歐丁香和夢幻草。羽扇豆和蜀葵花。我花時間端詳這些花，放慢動作採下它們，然後介紹給克蘿伊和芬奇聽。克蘿伊伸手摸我的臉，我彎下腰用額頭抵著她的額頭。我們最近開始會這樣做，額頭碰額頭，然後互相摩娑臉頰。這是一種我不曾感受過的親密，原始而無以言喻。而且也給我更多時間休息。我可以蹲下來把頭擱在膝蓋之間。我可以坐下來。我把花放進推車，在他們的小腳丫之間做出花束。芬奇扭來扭去，把花往外丟。我繼續推車，拖著腳步像一頭負傷的動物。

我推著芬奇和克蘿伊走了一公里半快兩公里。他的眼眸是冰藍色的，她的則像是深邃的蜜。我側耳聽鳥叫聲。畢竟是春天了。我以前最喜歡春天。

「你們聽。」我對他們說。「那是麻雀。比較大聲的那是喜鵲。」我知道他們的大腦正以超乎想像的速度組構。神經元不斷成長分支，一秒建立數千個連結。而我對這個結構有責任。為每一種感官留下印象，對應的塔樓就會建立起來。輸入歐丁香，整座城市會在他們的腦中樹立。輸入名字、香氣和觸感，原本只是一大盆渴望刺激的小卷鬚之中能浮現一片大陸。他們的大腦是無與倫比的生物。我必須協助他們看見美、看見語言。我必須給他們工具，讓他們在眼底建構一個牢靠的世界。

芬奇和克蘿伊還不會說話，不過克蘿伊已經開始會和芬奇一樣發出些咿咿呀呀的聲音。他們一起像小鳥似的嘰嘰喳喳，芬奇偶爾會發出一長串謾罵，用的搞不好是非洲語。我鼓勵他們兩個。我希望我的兒子學會說話。我希望他說：「媽媽，爸爸，愛。」我等待著這一天。日復一日等待。日復一日我送他去上語言治療，在一旁坐著陪伴。像今天這樣在附近走走，我會指稱事物的名字。我會說：「樹。房子。狗。」我希望他把我建構在他的世界。我希望他用他的詞語擁有我。媽媽，爸爸，愛。

我常在街道上絆倒或踢到小石子。這裡的絆倒既是事實也是譬喻。人行道因為樹根生長或欠缺維護有多處鼓起。很久以前誰在水泥未乾時留下的指痕讓路面斑駁不平。我在這些地方絆倒，在其他地方也絆倒。血冒出我的膝蓋。我立在原地漫不經心地擦掉血漬，兩眼飄忽無法集中。我搖搖頭。我擦掉血，採下更多野花放在孩子中間。「忍冬花。」我一邊說，一邊努力站穩腳步。「玫瑰花。」我希望見到芬芳美麗的城市。我停下來擦血，然後彎腰抓住他們兩個的小腳。「愛。」我捏了捏他們的腳丫子說。我直起身靠住推車的橫桿。這個身體好虛弱，彷彿只有它周圍的空氣逐漸稀薄。

●

那個夏天，我多次打電話想與神醫約診，但芭芭拉都說他不在。我哭了出來。初診後僅僅兩個月，我就又去找他看診，他把我的安定文劑量從每晚兩毫克提高到四毫克。他同樣要我堅持療程，會好起來的。現在我遵行神醫的醫囑已經四個月了，但我的睡眠依然支離破碎，一到晚上我就覺得恐慌。「上次開的藥我又快吃完了。」我說。「我該怎麼辦？」芭芭拉嘖了一聲又嗯了一聲。她要我別擔心。神醫目前在哥斯大黎加休假，但他不在的這陣子有一位優秀的專科護理師代替他看診。我於是預約了時間。

看診時，這位專科護理師和我聊了快一小時。她也是個母親——也有失眠問題。她替我重新開了安定文錠每晚四毫克的處方箋，雖然她對這個劑量不是很放心：「你確定是四毫克？」她問。見我哽咽起來，她用柔軟、溫暖的手輕撫我的背。「不會有事的。我們都有不知所措的時候。」她只開給我一期的處方，再三叮嚀我下個月要回來找神醫談一談。我走的時候，她在我的病歷表上給神醫留了一張大大的便條：

> 患者目前服用每晚四毫克安定文。藥吃完需要新開處方。這（劑量）真的很高。我們有必要談一談。這不對勁。

多年後我從神醫診所拿回我的檔案，才知道這位專科護理師留下的便條。我的檔案和我一樣，被掩埋了起來。但此刻我只知道，我又有一個月的藥了。

多少個夜裡我看著藥瓶，覺得真醜，黃色圓筒隱約飄散邪氣。惡魔鑽出縫隙，落在我腳邊的地上，慢慢爬上我的腿。**夠了**，我對自己說，**別想這些**。這些是飽受妄想折磨的人才有的念頭。我只是個累得要命的媽媽。我必須向前推進。我必須站起來往前走。我倒出幾顆藥丸在掌心。神醫說了我會好起來。每晚定時服藥，直到我的腎上腺想起該做的事。我走出廁所，走進稀薄的空氣。我要有耐心。**在那之前**，我心想，**就是吃藥**。**吃藥就對了**。**沒有其他辦法**。

尚恩約莫也在這陣子開始慢跑。夏天清早的太陽還沒把空氣燒得燙人。「我去跑步。」

他站在廚房中央說，身體僵硬，黑色慢跑短褲長至膝蓋。「一個鐘頭左右回來。」

我捧著咖啡坐在餐桌旁。芬奇扶著廚房流理台邊緣站著。他緩緩把兩隻手向右移，再把腿輪流拖過去。他是個懸崖邊的男孩，用雙腿建造陸地的男孩。尚恩走向我，俯身抓住我的肩膀吻了我好幾下。這不是熱情的吻。這些吻用力且刻意，我感覺他像在求取一個答案，只是那個問題他不願問或問不出口。我向後避開想歇口氣，但他吻得更用力，兩手按著我，嘴唇緊緊貼上我的嘴唇。終於他放開我，不發一語走進廁所。

芬奇撲通坐倒在地上，克蘿伊爬向他，揮了他一巴掌。他伸手環住她的背，使出他最熟練的摔角招式。他很喜歡像這樣扳倒妹妹，在地上和她扭打。

「我很快就回來。」尚恩說。他走過去抱起芬奇。芬奇抓住尚恩的脖子，父子倆摩娑鼻頭。「愛你喔，小子。」尚恩說著把鼻子湊進芬奇的頸間。事情接下來就發生了。芬奇閉起嘴唇，發出一個音。

「Pa……Pa……。」尚恩看向我，一臉不可置信，然後又看向芬奇。

「他剛才說了……？」

「我的媽呀，好像是。」我說。「他說了！我的天哪！」

「爸爸，芬奇，爸爸！就是這樣，小子。我是你爸爸！」

「Pa……」芬奇說。「爸……」

尚恩沉默了片刻，眼眶濕潤。他緊緊摟住芬奇，然後把芬奇舉向空中。「爸爸。」他柔聲說。「我是爸爸。」

芬奇笑著扭來扭去想被放下來。他不知道自己剛剛融化了我們的心。尚恩淚汪汪地看了我一眼，接著放下芬奇。下一分鐘他們牽著手，芬奇站著，抬起頭說：**爸爸**。

過了幾分鐘，尚恩走回臥房。我聽見他在哼歌。之後他回到廚房。

「你有拿我的鑰匙嗎？」

我餵芬奇和克蘿伊吃酪梨和雞蛋。我吃了兩口蛋，胃立刻縮成一團。我推開餐盤。過去這一個月來，進食成了難事。我安慰自己說這是剖腹產慘烈的後遺症。住院醫師把我的腸子歸位時一定塞錯位置，腸子扭成某種角度，吃東西才會這麼痛苦。我不只瘦掉懷孕增加的體重，還瘦了更多。我在皮帶打了新的孔眼才提得住我的牛仔褲。可能再不久就得買一條新的了。

我彎腰湊近芬奇，他放過了妹妹，現在扶著餐桌，基於種種務實的目的，餐桌現在也是我的書桌。這幾個月來，我向《親子》（*Parenting*）、《潮媽咪》（*Hip Mama*）、《大西洋》（*Atlantic*）雜誌投稿，至今沒有下文，但我一直在試。雖然心力交瘁，但這麼做能連結我和從前的自己。芬奇看著我，眼睛眨巴。我湊過去低聲說：「Ma……Ma……媽媽。」我等著，但他沒有跟著說。他能發出「爸爸」，為什麼就不能把嘴唇再收進去一點點？「媽……媽。」

我又說了一遍，還是一樣沒反應。我感覺自己是個擺飾，家裡打雜的阿姨。他說不出或**不願意**說我的名字，而且失敗的是我。我替這個小鬼擦了兩年屁股。我帶他去了數不清幾堂的肢體和語言治療課，我把蔬菜水果打成泥，凍在傳統的製冰盒裡方便擠出來退冰，餵給這個不知感恩的小孩吃。我讓他可悲的屁股坐在胸背帶和嬰兒推車裡，帶著他走了兩年，只因為他還在摸索怎麼在這個世界上直立。他長大十之八九會是一個不知感恩的青少年。他會白眼一翻躲進房間，傳簡訊給朋友抱怨他媽媽過度保護——直升機老媽[6]，他會這樣寫。忘恩負義。我已經可以想見。

他笑得像嘉年華會一樣燦爛，然後撲通坐倒在地上。我看著他，心中感慨無比。我深陷在這片好奇紙尿褲和午睡、包屁衣和冷凍蔬菜泥的風景。這樣的生活沒有光鮮亮麗，只有無止無盡的瑣事和糞屎或便秘，而且還沒有人會說出我的名字。

我打電話給艾薇，但轉接到答錄機。我打給荷莉和我的老朋友莎迪娜，又打給我媽。沒有人在家。沒有人在電話另一頭有空。

我的人生應該要比現在光彩的。我的人生不應該只有疲倦的哀號，不應該只是跟小孩如

6 直升機父母（helicopter parent），指的是像直升機一樣盤旋在兒女身邊，過分介入兒女生活，保護或是干預其生活的父母。

影隨形的洗衣機。那些光鮮亮麗的人要怎麼有小孩？那些目光深遂、妙筆生花的詩人要怎麼有小孩？那些美麗的人怎麼能依舊感覺到美？「芬奇，不要打克蘿伊的頭。」他看著克蘿伊，像是聽不懂或裝作聽不懂，接著又爬過去再度把妹妹扳倒。

尚恩跑步回來的時候，兩眼發紅但目光柔和。他低著頭走進門，隨即徑直走進浴室。出來之後，他用指尖碰了碰我的肩膀，然後抱起克蘿伊給她一吻。他帶著芬奇到後院，手牽手陪他在花園散步。當晚我們上床就寢後，他告訴我說他在跑道上死命地跑，跑到被自己的氣噎到。他去了街上的高中，操場裡有紅色PU跑道，周圍的草坪修剪整齊，圍著柵欄。只有他一個人，他卯足了勁跑。一圈，兩圈，三圈。他愈跑愈快，嘴裡嘗到了血味，但他還是繼續跑，長腿敲著節拍。四圈，五圈，七圈。他的肺像火在燒，但他沒管。「接著我就吸不到氣了。」他告訴我。他還想繼續跑，但嗚咽聲衝出他的胸口。終於他就地躺倒在草坪裡。「我很幸運附近沒人。」他說。「我停不下來。我不知道為什麼，我就是——」

「噢，老公。」我說，手指撫上他的臉頰。「親愛的。」有什麼東西暫時打開了。尚恩靠向我。他沉默半晌，然後望向我的眼睛。我用指尖觸摸他，先是他的耳朵輪廓，再到他的嘴。他轉過身把克蘿伊輕輕移到床靠牆的一側，為她鋪裹好毛毯，然後轉回來面向我，眼神明亮炙熱。他的手摸向我的小腹，我引導他的手指，然後將他含入口中，因為我想要他。天啊，我想要他，他的身體和我的身體。我含住他，他閉上眼睛。我吸吮他，他抓住我的臉。

他把我的四肢展平，翻身跨到我身上。他急切且堅硬，非常硬，推開我的雙腿。我們熱烈親吻，接著他把臉埋進我的脖子。他把自己放進我的裡面，我們屏住呼吸熱切饑渴地做愛。我抓著他的背，想把他按進更深，想把他拉進我體內，我就再也不會失去他，再也不會感覺到我們的肌膚和身體為了某些失去大聲哭喊。我把他拉向我，他沒出聲，但我聽得見他胸中的啜泣，我就這樣用力把他的身體按向我，彷彿他能把我撕裂，彷彿他只要用力幹，幹得傷心又憤怒，就能把一切撕成碎片，幹到裂縫大開，幹到能創造新的事物出來。

事後，尚恩把克蘿伊移回我們之間。她在半睡半醒間蹭著我，尋找我的乳房。我湊過去，我們合為一體，尚恩睡著了，一手還放在我的兩腿中間。我們是一個圓軌——我們全部——滿心哭泣地一起奔跑。我睡著了，身體被我渴望許久的撫觸給榨乾，皮膚紅腫但發出鈴鐺般的吟唱。

●

幾個月後，尚恩和我決定搬新家。我們的小鞋盒當單身公寓很適合，但要容納一家四口太過擁擠。芬奇現在不介意睡在樓下充當他房間的走廊，但等他長成青少年，還是需要自己的房間。我相信克蘿伊也早晚會厭煩我，不會同意繼續睡在她出院返家當天、我們在衣櫥裡給她布置的小窩。負擔新家會有些吃力，但有此必要。我們投入所有積蓄，買了一棟有四個房間的房屋，感覺就像宮殿一樣。屋前有一片大院子，圍了柵欄以免芬奇跑太遠。後院很開闊，「大到能自己建一座溜冰場。」我對芬奇和克蘿伊說。一樓的大客廳有一大片向南的窗戶，還有採光明亮的廚房。尚恩和我的臥房就在廚房旁邊，再過去的第二個房間會給尚恩當書房。兩個孩子在新裝潢好的地下室各有自己的房間。

我在八月第三次給神醫看診，我不知道這也會是最後一次。我跟他說，藥發揮了一陣子作用，我到現在還是照處方每晚按時吃藥，可是好像不如一開始有效了。「我每晚最多能睡個四小時吧。」我說。「我其實不確定吃藥到底有沒有用。」我提到我朋友艾薇很擔心我是不是出現厭食症。我們一星期前見面小酌，她按著我的手說我消瘦好多，跟稻草人一樣。我尷尬地笑了笑，說我沒有得厭食症啦，我只是吃不下。我相信一定是剖腹產害的。我一吃就胃痛，感覺很不舒服。她微笑著點點頭，但我看得出她不信。

神醫提起我初診後做的皮質醇檢測，說我可能現在到晚上皮質醇依然大量分泌，我的腎上腺一團亂，皮質醇檢測證實了他的診斷。我需要堅持下去，直到腎上腺恢復正常機轉。有醫生診斷實在令人安心。我們指出問題，也提出了應對方法。我信任神醫。我的腎上腺總有一天不會再半夜叫醒我。只是我要有耐心。他提到照顧兩個嬰兒難免有壓力，其中一個又有特殊需求，**何況**我還失去鍾愛的工作。**對呀**，**對嘛**，**當然了**。**完全正確**。他開給我腎上腺壓力超舒緩配方，有滿滿的睡茄、紅景天、洋甘菊，都是應該能幫助我放鬆心情的藥草。他也開了兩劑西藥處方。贊安諾是另一種速效鎮靜劑，他告訴我。我晚上可以和安定文交替著吃。他開給我一年份的贊安諾和安定文處方時，並沒有提起專科護理師留給他的便條。他把我的安定文劑量從四毫克又提高到六毫克。他在我的病歷表上寫了一行注記：**患者依然睡不著**。**開立每晚六毫克安定文治療失眠**。我忘了跟他說，我最近開始覺得糊里糊塗——腦袋昏沉沉的，什麼也記不住。我忘了說，我漸漸感覺不到我是誰。但或許這只是當媽媽的辛勞。疲勞、倦怠、健忘、喪失自我感知——不是有陣子都會這樣的嗎？

我繼續吃藥，日子一天天過去，我的形影也愈來愈淡薄，直到我感覺自己剩下一團煙霧。我漸漸失去行動能力。我們搬進新家以後，沉甸甸的紙箱堆得山高，我顫巍巍地來回各個房間，像空氣一樣輕，一樣絕望。

崩塌

2011 年夏天

時逢夏天，我對著電話滔滔抱怨：「我再也做不到了。」我向我媽哭訴。我和尚恩搬進新家五個月，而我正在瓦解。我的語句斷斷續續，無法連貫。

「我說真的，媽媽。我沒辦法。我一下能睡一下不行。我連兩天睡不著，有時候三天，克蘿伊得了腸胃炎一星期，拉個不停——尚恩乾脆把她的包屁衣捲起來扔垃圾桶——好噁心，吐到滿出微波碗，吐得我滿身滿沙發都是——昨天芬奇說不出『海鷗』，語言治療師在小簿子上做筆記，好像他考了一科不及格——去他媽的不及格——我回家就哭了。我真的做不到，媽……我覺得我……」

「親愛的……」我媽語氣急切。我知道她會設法找個答案，用一套說法清楚解釋這些解釋不了的事。

「而且我整天胃痛。媽，我瘦成皮包骨。我現在體重跟十二歲的時候一樣輕。根本見鬼了，不是嗎？誰會是自己十二歲的體重？」

「親愛的，你壓力很大……」

「但我肌肉痛，下顎也痛……我連皮膚都痛……我什麼衣服都穿不住，只能穿超寬鬆的運動衫，我推著嬰兒車幾乎走不過一個街口……很不正常，不是嗎？有時候我覺得全身像有火在燒。甚至在我體內，好像我從體內著了火。很誇張。然後尚恩……我不知道。尚恩他……我已經什麼話都不跟他說了。我們幾乎沒再說過話。」

「寶貝……」

「我一直在吃藥，但我不知道還有沒有效。我吃了很多。醫生把我的劑量調高兩倍，可是……真的很不對勁，我就是……」

「親愛的，**夠了**。」我媽聲音緊張且透出擔心。「你最好打通電話給誰，你需要幫助。你有一個**特殊需求**的孩子。」她把最後這句話說得像是關鍵，是能解釋一切壓力的要因。我沉吟這句話。

的確，我心想，照顧芬奇**是**比較難。我差點都忘了。我因為很愛他，所以不覺得有什麼，但照顧他做每一件事都要花三倍的時間，他的語言發展遲緩有時候也令我們煩悶。我需要幫助。現在是造景旺季，尚恩早上八點出門到晚上五點回來，回到家以後也累得一副臭臉。吃完晚餐，他會陪克蘿伊和芬奇玩一會兒，然後一天就這樣了。多數時候我都累到沒空感覺寂寞，但我其實是的。寂寞。我寂寞又疲憊，還**時時刻刻**覺得厭煩。天啊。要是芬奇會說「海鷗」而且懂意思多好。要是他不會溜到街上在路中間跑得欣喜若狂多好，誰家的小孩會這樣？誰家的小孩會不懂什麼是害怕？我們去拜訪隔壁的新鄰居，來自波士尼亞的一家人。芬奇大搖大擺走進人家屋裡，一屁股就往沙發上坐，當成了自己家似的。那次拜訪臨走之前，人家奶奶偷塞小塊巧克力給他，還教他用波士尼亞語說「魚」。我們不論去哪裡，大家很快會愛上他。但他不會告訴我哪裡痛。他要是能告訴我哪裡痛，很多事會輕鬆很多。他要是知道不能跑到路中央，我就不會該死的這麼疲於奔命。

我又哭了起來。我找出尚恩昨晚帶回家的那瓶紅酒，拿出一個玻璃杯。我向來限制自己每天最多喝一杯，但我現在必須喝第二杯。我什麼時候開始喝兩杯的？我得做記錄才行。

「克莉絲汀娜不能去幫忙了？」

「沒辦法。」我說。「她找到全職的保姆工作。」

「她妹妹喬安娜呢？」

「是喬瑟法。」我說。「她決定專心上學。」

我們陷入沉默。我媽說得沒錯。我需要幫助。我滿心慚愧，內疚自己不夠堅強，但我正在滑向深淵。

「打給安。」我媽突然說。「她會幫忙的。我相信她一定會幫忙。她很喜歡你。現在就打給她。你還有她的號碼吧？」

解答忽然就在眼前。對呀，還有安——美麗、慈愛的安，我和媽媽幾年前經一個共同朋友介紹認識她。她的年紀和我媽相仿，但一起吃飯時聊個不停的是我和安。安，她的畫畫功力了得，但長年與憂鬱症搏鬥，有時候會自己躲起來幾個月。安，儘管有憂鬱症，卻總是讓人如沐陽光。

「我有她的電話。」我說。「我會打給她。」

「答應我，待會馬上就打。」我媽說。「拜託。我不希望再聽到你像這樣。你嚇到我了。」

兩小時後，安和我對坐在廚房。陽光灑入飄窗。芬奇和克蘿伊坐在餐桌那一端靠近窗戶的高腳椅裡。兩個人心情都很好，小拳頭抓著安從面前的藍色碗裡拿給他們的動物餅乾。

安六十五歲，但外表看來像五十歲。她的骨架大而厚實，流露一種陰鬱的美。她讓我想到伊麗莎白・泰勒，她走路像流淌的蜜，雙腳在地上滑移。我們剛認識的時候，我還以為她曾經是舞者。後來才知道她患有纖維肌痛。她動作又輕又柔是因為不得不。她行於人世間，像一個最靜定的空氣拂過皮膚也感覺得到的人。

現在她就在這裡，餵我的孩子吃動物餅乾。我很驚訝她竟然來了。我打給她，她只說：「等我穿個鞋子。」然後就來了。

我抱起芬奇，他死命想爬出高腳椅。他想在屋裡走動，想看看有沒有機會打開某一扇門奔向荒野。我把前門和側門鎖上，回來看到安張大嘴巴湊向克蘿伊。她的餘光瞄到我，轉頭對我笑咧了嘴。「你看。」她說。她再次張大嘴巴，克蘿伊慢慢湊向前，鼻子探進安的嘴裡。

等克蘿伊退開，安「啊姆」一聲闔上嘴巴再「啪」一下張開。克蘿伊再度湊過去，探進她的小鼻子，眼睛咕溜溜地轉，彷彿能夠瞥見天堂。之後她望向我，臉上有一種「**天啊，你看到了嗎？**」的表情。

「克蘿伊，裡面有什麼？」我說。「有沒有看到獨角獸？」克蘿伊又再湊向天堂，這一次安發出「啊啊」和「喔喔」的怪聲，克蘿伊頓時小嬰兒爆氣，我們笑了出來，我拿起攝影機拍了段影片，後來起名為《克蘿伊尋找天堂與躲在嘴巴裡的獨角獸》。這段時間裡，芬奇一直在前門旁拉著門把。他不知道門怎麼不開了。之前門會打開，世界盡屬於他。怎麼現在不會開了呢？我向安解釋，患有唐氏症的孩子有喜好遊蕩的傾向。

「這又叫做『潛逃』。」我說。「哪一扇門沒關，他們會找出來。哪一條路危險，他們就會找到那裡，跑上路中央。而且通常還會附帶赤身裸體的傾向，好比褲子脫在院子裡啦，衣服甩在鄰居的籬笆上。」

「是這樣的嗎？」安伸長脖子看芬奇在哪裡。

「是啊。」

「看來我們逮到一個三歲大的遛鳥俠？」

我笑了。「而且你絕對不相信這孩子跑得多快。」

聊了三個小時後，安和我排定計畫讓她以後固定常在我家。她不用工作，獨子住在明尼蘇達——偏遠荒涼的明尼蘇達，居民用鵝絨裹住身體大半年，另外半年再忙著遮掩他們蒼白的皮膚。安靠她某個過世許久的酗酒前夫留下的撫恤金度日，所以她可以想畫畫就畫畫、想工作再工作。至於現在，她對我說，收養我們一家人就是她想做的事。她沒有孫子，所以她樂意收養我的孩子當孫子。

我眼泛淚光，高興得無以言喻。我愛這個女人，她讓幾個小時短得像幾分鐘，她能做到當前不可能的事，那就是逗我笑。這就是我們整整三小時裡做的事。我們笑嘴巴裡的獨角獸，笑芬奇舔窗戶，舔到閉上眼睛忘乎所以。我後來也跟安說起自己多渴望有個答案，我想像我得了致死性家族失眠症，我把電腦拿上餐桌給她看探索頻道駭人的紀錄片《求睡不能》（*Dying to Sleep*），她沒有取笑我。我說我失眠到現在超過兩年了，我也有吃藥，但睡眠仍斷斷續續且永遠不夠。我說我一直聞到菸灰缸的味道、一直覺得皮膚像火在燒，她聽了沒有當成玩笑。她沒有要我試試褪黑激素、纈草或催眠。

「天啊，梅麗莎。」她說。「我都不知道。」她的眼裡充滿憐愛，我纖弱的玻璃心為之碎裂。我默默哭出來，好一段時間眼淚不停滾落。她把椅子挪到我身旁，一手按著我的手。我一直哭，她到客廳為克蘿伊和芬奇布置好玩具，有一整片落地窗能望見街道的客廳。我哭的時候，她檢查正門和側門都有確實鎖上。我哭的時候，她洗掉碗盤，端來一杯薄荷茶給我。

「我的睡眠問題？」我說著抬起頭看她。「尚恩一聽就生氣。總感覺他生氣個沒完。」

我看了看時鐘。才剛過中午，我知道尚恩下工回家還要幾個小時。無聲的絕望在我心中累積。我一直竭盡所能想維持堅強，但眼見這樣的憐愛對我展開，我瓦解成片栽了進去。

「噢，親愛的。」

「他有一天跟我說，他需要**我幫他**戴上氧氣罩。你懂這個比喻嗎？飛機的安全宣導說協助他人前應先替自己戴上氧氣罩？我是說……我自己的都找不到了，他還……」

「他大概很害怕。」她溫柔地說。「你愛的人病了，你又不知道能怎麼辦，這是很可怕的感覺。盡量記住，他很可能也**不明白**該怎麼做。」

我看著餐桌，吸了一口全身哆嗦的長氣。即使搬進新家，有乾淨的白牆，後院大到能打高爾夫球，給尚恩和我的空間似乎還是不夠。他經常為錢發愁，要我在動物園別再買拿鐵或給孩子買點心，但每當我問起我們究竟有多少存款，他的回答總是含糊迴避。「我就是挖東牆補西牆。」他會這麼說。我們有開支專用帳戶，他每個月會放錢進去，但除此之外我什麼都不知道。事實上我也沒有力氣去想。尚恩愈來愈疏遠，成天待在書房，就算出來也只是在餐桌旁發簡訊，或呆然望著遠處，嚴肅而難以親近。我感覺有一道穿不透的牆高高築起，我在牆外獨自崩潰。有時候我設法接近。有時候我後退走避，心中傷痕累累且忿忿不平，抓起磚頭也築起我自己的牆。

「謝謝你，安，天啊——你真的是我的救星。」

「噢，別這麼說。我想不到還有什麼比陪伴你更值得的事了。」她抱住我，然後看向芬奇和克蘿伊，他們正想方設法想通過我們架在瓦斯爐前方的柵欄。「你和你美麗的孩子，永不放棄尋找獨角獸的孩子。」

我們捧腹大笑，笑到直不起腰，克蘿伊和芬奇都顛顛晃晃過來看到底發生什麼事。絕對是獨角獸出現了吧。我彎下腰告訴他們，我們要跟安阿姨說再見了，不過只是暫時而已。我站起身，安的擁抱就像天降甘霖。她答應之後一周會來三天待三個小時。我簡直像中了樂透。就算我睡不著也沒關係。就算髒衣服堆成山、門忘了立刻鎖上也沒關係。安會在這裡，我們會同聲歡笑，所有事都會安然度過。

當晚，我跟尚恩把芬奇和克蘿伊放進嬰兒床。回頭走上樓梯時，我伸手用指尖輕觸尚恩的下背，他回頭掃了我一眼，旋即又轉回去，毫無停頓繼續爬上樓梯。他倒了一杯水站在水槽邊喝，目光直望著遠處。我們進浴室刷牙，熟練地繞開彼此移動，誰也沒說話。我覺得凍結且失語，被一股我不是很能理解的遠距力給推開。他與我無盡的絕望一起生活是什麼心情？肯定是某種恐慌——無邊無際又無底的恐慌，讓他沒有地方站穩。我想起和安聊過的話，我不知道我有沒有辦法寬容，我們的關係每一處都如此使人作痛。這種痛從每一個細縫將我們撕開，我懷著這種痛該怎麼辦才好？

夏天一日日過得模糊朦朧。連續幾個星期，安每周三天來我家三個小時，這些時候我能呼吸。我和安在有籬笆的前院擺開便宜的鐵椅，放自動灑水器開著，讓芬奇和克蘿伊恣意漫遊。她既是母親也是朋友，只要她在，我就覺得能熬過失眠恍惚的日子。但只有我的時候，我拚了命跟渺如小草的感覺搏鬥。誰知道會有這麼多衣服要洗？誰知道奶粉尿布每兩天就會用完？誰知道小孩怎麼就是能找到熱爐子的每一個發燙點、每一條水泥裂縫、每一瓶妙管家、每一扇沒鎖的門？

有一天我忘記鎖上前門，芬奇逃出去，跑上了路中央，跑向那開闊、美好的大地。我的天啊，多自由、多寬廣的天空。他邁開腿奔跑，手臂前後擺動，淡白色的頭髮隨之一跳一跳是何其美麗。一名青少年開著黑色休旅車高速轉出路口，沒見車子減速。驚恐充滿我全身，我奔向芬奇，尖叫聲儼如一道音牆。黑車吱嘎一聲緊急煞車，煞住時距離芬奇就剩幾步。那男孩子連聲道歉——他不知道，他沒看到。當晚我把這件事告訴尚恩，他一副沒聽見的樣子。「好可怕。」他說著走向書房。「還好你們都沒事。」

有一次趁著有機會用電腦，我報名了一場研討會，會議會教我唐氏症孩子為什麼喜歡逃跑。研討會舉辦在一個周末連假，尚恩說他會在家陪克蘿伊。我跟媽媽說了以後，她說他也想去。她想多瞭解我們可愛的小男孩。一個月後，我和媽媽帶著芬奇前往德州聖安東尼奧，研討會彷如一場愛與和平的集會。喜悅的感染力強烈到我在飯店寬敞的走道上潸然落淚。大家見到芬奇都高呼：「他好漂亮。這是你兒子吧。你看他！」媽媽在我身旁呵呵笑，不時幫我追逐來回亂跑的芬奇。分組討論孩子亂跑的時候，她一直握著我的手。這是我許多年來第一次感覺與她相連。我媽陪著我，她就在我身邊。我哭了。我不知道何必要哭，但我在會議室裡當著其他二十名家長哽咽啜泣。我們都是這麼的在乎。晚上，我在飯店浴室就著刺眼的燈光數藥丸——五毫克，六顆——我忽然驚覺我才是那個有殘疾的人。芬奇天真無畏，像僧侶一樣心中充滿愛且無私無我。我才是害怕的那一個。是我數著藥丸，覺得自己何其失格。盲目的人是我。

尚恩一整個夏天都在東奔西跑，四處築牆。他跟我說，大家想要硬景觀。他們想要石板瓦和紅磚步道。他們想把東西阻隔在外或在內。一天結束後，他不是坐在書房就是躺在床上看《陰屍路》，講述末日後世界喪屍橫行的一部影集。

天空陷落

2011 年 9 月

我洗好晚餐的碗盤，喝完我的第二杯紅酒。尚恩到車庫去準備他明天造景工程的用具。我為兩個孩子放下洗澡水，拿來芬奇最愛的玩具，一條手臂長的鱷魚，跟克蘿伊的小茶杯組。克蘿伊和我一起在浴室裡，我們玩了一會兒家家酒，立在浴缸邊用小茶杯把水舀進舀出。浴缸水放滿後，我走進玩具間，四面牆都鑲嵌了寬木板。我們買下這棟房子前，有人把樓下的牆板和天花板全漆成粉筆白，所以只要電視打開，整個空間會像自動販賣機一樣煥發白光。

我發現芬奇昏睡其中一個螢光橘的懶骨頭沙發上，那是安送給我們的。我抱起芬奇，把他放進他的嬰兒床。這孩子比一般人容易累，一旦他睡著，想再叫醒他是沒用的。我關掉燈，聆聽他呼吸。浴室傳來潑水的輕響。我趕緊跑過去，發現克蘿伊至少把三公升的水澆在了地板上。

「克蘿伊。」我氣急敗壞喊她。

蜂蜜般的眼眸看向我，對著我笑。

「來。」我說。我抱起她，脫光她的小衣服，把她放進溫熱的水裡。我很冷，於是決定和她一起泡進浴缸。我把茶杯組和一個大大的蛋頭先生交給她。她一杯接一杯往蛋頭裡舀水，看著蛋頭歪向一邊，然後沉進浴缸。我很訝異它載浮載沉了一會兒還是沉了下去。我撿起蛋頭先生倒光裡面的水。我抓起在生機食品店買的一塊天價無防腐劑肥皂，聞起來有柑橘香。我替她的身體和她的小光頭打上肥皂，她扭來扭去抵抗。

「媽媽。」她說。「不不不不不。」天啊，她就算哀聲抱怨也好美。

「快好了，小乖。」我往她的耳朵抹上肥皂。

「不不不不不。」她猛拍我的手。

我替她沖乾淨，然後吻了吻她的頭。

「好了，小可愛。」

她繼續做起她的茶杯實驗。我走出浴缸穿上衣服，然後拿來她最喜歡的青蛙浴巾。附有小帽子的淺綠色毛巾布，帽子上有一對驚奇的棕色眼睛，如果把毛巾從頭套到腳，帽子正好能遮住她的臉。我從浴缸抱出克蘿伊，再拔掉阻水塞。她的睡衣在臥房。我用青蛙浴巾包住她，將她抱在胸前走進走廊。我的腳才踏上地板，兩腿就在身下一軟，彷彿化成了水。克蘿伊還貼俯在我胸前，我整個人往前摔，動力把我往牆角推。我用慢動作看見整個過程——克蘿伊的頭離牆愈來愈近，牆壁九十度直角的接口會把她的頭頂切開。

我把身體猛力向右扭，肩膀撞上牆角，克蘿伊的頭驚險閃過牆壁。一切都發生在瞬間，頂多只有兩秒鐘。克蘿伊甚至沒哭，只在我們落地時發出小小的尖叫，之後就躺在那裡，等著看接下來會發生的事。我的身體彎成逗號，肩膀撞上牆的地方很痛。我動了動腿卻沒有感覺。克蘿伊發出悶住的聲音，我拉開她臉上的青蛙帽。

「寶貝。」我說。「你還好嗎？」

我們彼此對望。我躺在地上心想是不是應該呼叫尚恩。他還在屋外，不是在準備明天的工作，就是在院子裡喝啤酒。我知道他聽不見的。我不斷跟克蘿伊說話，希望兩腿會恢復知覺，希望有一個簡單的理由能解釋我怎麼會突然摔倒，像一具墜橋的死屍。

我忽然想到，說不定我有退化性神經疾病。那一切就都說得通了。我可能是多發性硬化症初期。視力模糊和手腳震顫，虛弱無力和四肢不協調。所有症狀全到齊了。我回想模糊的記憶。我有這些症狀多久了？我什麼時候從運動健將變成一個幾近殘廢的人？我與自己爭辯。摔成這樣，這是正常的嗎？要累積多少當媽媽的疲勞才會這樣摔？從我本身的感覺根本很難判斷，尚恩又老早已經視而不見。說不定我們都無視眼前的事實，擅自找理由認為症狀不嚴重。也有可能更糟，我心想。我可能腦中長了腫瘤。我聽過同樣的開頭：起先只是摔倒，再來是知覺混亂，伴隨視力和聽力改變……我的天啊。腦瘤。就是它了。不然還有什麼會長期導致這麼怪異的症狀？

過了一分鐘，我的兩條腿恢復知覺。克蘿伊望著我的臉。我曲膝伸了伸腿後翻身坐起。一切又正常了。我爬起來走向尿布台，唯恐我的腿會再度發軟。我抽出克蘿伊的刷絨睡衣，小猴子戴著粉紅色小派對帽跳舞的那一套。我蹲了幾下，兩腿沒發抖也沒發軟，沒有任何殘留的知覺證明剛才的事發生過。我把克蘿伊的小胖手和小胖腿穿進睡衣睡褲，然後將她擁入懷中，坐進嬰兒床邊的搖椅裡。她闔上了眼睛。我前後搖晃哄她入睡，感覺我的身體也鬆弛下來。

沒幾分鐘她睡著了。我繼續輕晃，兩腿的肌肉逐漸伸展放鬆。就在這前後搖晃的過程中，我混沌的腦中浮出一個問題。剛才的摔倒。如果不是腦瘤呢？如果不是多發性硬化症，也不是退化性神經疾病呢？如果跟安定文有關係呢？我努力回想神醫說過的話。這種藥和咖啡一樣會上癮。他知道有個人吃了十九年，從來沒出過問題。我的身體會慢慢自我復原。

但我的身體並沒有自我復原。與神醫初診到現在一年半，我的身體反而更惡化。我努力回想我有沒有搜尋過這種藥。我一向喜歡研究透徹，可是我當時真的太絕望了，只想趕快鬆一口氣。但再怎麼說……

我往後仰躺，感覺克蘿伊的體溫貼著我。現在時間晚上七點，外面天光未暗。我每晚服用五到六毫克安定文，持續了一年多。然後我就莫名其妙摔倒了——雙腿忽然化成果凍，不受控制。我很有可能撞破克蘿伊的頭或我自己的頭。但現在一切似乎又都正常，彷彿剛才全是我的幻想。尚恩在屋外搬運工具和草皮、大桶大桶的釣鐘柳和金焰繡線菊。他把東西裝上卡車，發出響亮的碰撞聲。

我把克蘿伊放進嬰兒床，上樓走進書房。鎮靜劑——這是神醫給這種藥的稱呼。對嬰兒無害。當時我只在乎這個。能幫助我入睡，並保證藥力不會傷害克蘿伊。他要我放心，說我的身體會慢慢自我修復：「到那之前，照處方吃藥。」我照做了。吃完又領，領了又吃，我就像一隻張大嘴巴的鯉魚。

我打開電腦。可惡——我怎麼一直沒想到要查查這東西？我搜尋苯二氮平類藥物，螢幕上瞬時滿是各種網站連結。

我的天空也開始一塊塊崩落。

MedlinePlus 網站是美國國家醫學圖書館和國家衛生院合作提供的服務。很好。看起來很可靠。我讀到安定文（學名 lorazepam）會減慢腦部活動。沒看到是什麼機轉造成的，但上面寫一旦大腦緩速，全身也會跟上。不可能只選擇讓特定器官緩速，身體其餘部位不受影響。MedlinePlus 說，安定文有可能產生依賴性。他們建議勿服用超過四個月。務必遵照醫師處方服用。

維基百科說安定文是高效、速效的苯二氮平類藥物。惠氏製藥在一九七七年向市場推出安定文，將它宣傳為驚慌、躁動、失眠的解藥。由於會損害新記憶形成，它通常用於手術中。

患者若在急診室發生嚴重癲癇，會被施打至多兩毫克安定文。兩毫克。我服用六毫克。第二段又寫到：「苯二氮平類藥物中，安定文的生理成癮機率相對較高，建議短期使用，最長限於二到四周。」我知道維基百科是開放協作平台，意思是維基百科社群隨時可以更新修正內容。社群成員通常會互相監督，但像這樣的內容，連我的醫生都好像不知道，我能信賴他們嗎？最後那一句話我至少反覆讀了十遍，我的腦袋一片空白。

「限於」這兩個字讓我耿耿於懷。「限於」兩周——最多四周。我每天晚上服用安定文已經持續超過一年半。內容中沒有提到劑量。我從兩毫克開始，經過半年提高到六毫克——這還是醫師處方。我把臉埋進手掌。不可能有這種事。也許真的沒事。也許神醫才是對的，長期用藥問題不大。我是有些怪症狀，但我也是二寶媽，而且近一年沒睡過好覺了，我當然很累。也許我只是杞人憂天。

我決定再查其他網站。我需要 PubMed。我知道這個網站是因為我弟弟研究所讀生物物理學。在人生尚未出現失眠和藥物的時候，我凡事都會查資料。每次寫文章遇到醫學問題，我弟就教我上這個網站去查。PubMed 是正式的醫學研究文獻資料庫，有正當性和公信力。他們頭腦很好，對於我國醫生開的藥，他們應該十分瞭解。查詢後我得到的說詞與第一個網站大同小異。遵照醫師處方服用。用於焦慮和失眠，如果出現自殺傾向，或想要幹掉你老媽或銀行行員，請與你的醫師聯繫。噢，還有，勿長期使用苯二氮平類藥物。「長期」是多久並未說明。充分證據顯示，長期服用治療劑量會導致「真實依賴」（true dependence）。這東西是誰寫的？「真實依賴」是什麼鬼話？相對於什麼？假性依賴嗎？

我察覺自己挖苦諷刺其實是想削弱這些資訊帶來的衝擊。諷刺會拯救我。我會透過諷刺偵破謊話，我會徒手把謊話撕成碎片。我會對著它哈哈大笑。「真實依賴」聽起來像哪個硬核龐克搖滾樂團。「音速青春」（Sonic Youth）和「真實依賴」會撕開這個醫療體系。他們會用生技公司送的原子筆給吉他調音。他們會扯破這團爛帳，而我會把諷刺當成血漿往舞台上潑。

我回到 Google。搜尋結果很多出自英國。我點開 benzo.org.uk，眼前立刻閃現多到嚇人的一長串可能的戒斷症狀。我迅速掃視到網頁底端，然後又從頭看起。好難聚焦。我閉上眼睛再睜開，用意志力策動肌肉。上面列的每一項，幾乎全部，都說中我這一年來的狀況。包括菸灰缸味也在上面——我自從服用安必恩就出現這怪異的嗅幻覺。這些藥對大腦和身體竟能造成這麼多破壞，我看得頭暈目眩。嗅幻覺？誰知道竟然有這回事？安必恩作用於**這個**大腦受器，於是你睡著了，同時你也可能出現健忘、幻覺，聞到菸灰缸味。服用安定文，則作用於**另一個**大腦受器，你會睡著一陣子，但也很容易出現震顫、喪失平衡感、失去肌肉控制和自我感知——噢，對，還有你也可能會聞到菸灰缸味。我再度閉上眼睛。沒道理發生這種事。**但它就是發生了**。我的天空就塌在我用以撐住的支柱上。就我所讀到的資訊，我這些症狀是大腦耐受安定文所引起的。我產生了生理依賴，我的腦需要愈來愈高的劑量才能在正常範圍內運作。即便我每晚只吃六毫克，我的戒斷症狀卻和勒戒海洛因的人沒太大差別。

我不知道明白這些資訊以後又該怎麼辦。我的眼角抽搐起來，之前我總當這是長期失眠難免如此。**皮膚像有蟲爬、腿軟、火爆、噁心嘔吐、健忘、震顫、癲癇、幻覺——**

太過分了。怎麼可以。媽的這怎麼可以。

這個英國網站的最上面有一個名為「艾希頓手冊」（Ashton Manual）的連結。我點進去，海瑟．艾希頓（Heather Ashton）教授的相片出現在頁面左側。她神態端莊，至少七十歲，戴著一九七〇年代的厚眼鏡，髮型像是剛用柔粉色髮捲吹整出來。海瑟．艾希頓教授畢業於牛津，研究精神藥理學數十年。但她最重要的工作，很顯然是研究及宣導苯二氮平類藥物的危險。

據艾希頓教授所述，服用苯二氮平類藥物應限於二到四星期。即使只服用一周也可能形成生理依賴。艾希頓教授有此擔心是因為在英國——在美國亦然，開立過量和長期處方的事屢見不鮮。接下來我就看到了，這東西叫「戒斷耐受性」。艾希頓教授說，長期使用苯二氮平類藥物（超過四周），身體會產生耐受性，隨之出現戒斷症狀，與人積極減用毒品時表現出的各種生理與心理症狀無異。

啊—啊—啊—幹—幹—幹！

我之所以這麼瘦，之所以絕望與失眠纏身，之所以老是到處瘀青、忘東忘西，是因為我一直相當於處在主動戒毒的狀態。

這算哪門子的藥？哪有藥會讓人病成這樣？我繼續提高劑量也許可以消除戒斷症狀。我可以成為一個瘦弱的模型，吸空氣就可以存活，絆了一跤摔倒後躺在後院望著天空，氣息愈來愈弱，愈來愈弱，終至沒了呼吸。

我聽見尚恩在外面。不時會有鏟子掉在水泥磚上發出巨響。有夠不細心，媽的，有夠吵。我一度想開窗探頭出去跟他說我們沒救了，我們兩個都是，可以請你小聲點嗎？我沒有開窗。火爆、挑釁、暴躁都是戒斷症狀。誰知道一種藥能有這麼多作用？

我閉上眼睛，外頭傳來一聲很大的悶響。八成是一袋堆肥。又一聲。我跟一個沒神經的野獸一起生活，這傢伙把卡車晃到天搖地動也不會說聲抱歉。我恨他。我恨這台電腦。我恨這些牆壁和這間香草色的房子和這具身體。我想像我去了大街的當鋪買回一把手槍。一秒就結束了。只要一顆子彈，安定文就能連我的腦一起被轟成碎片。

噢，對，我的暗黑諷刺在此成就斐然。我覺得我應該畫一張醫學搞笑四格漫畫，表現這種藥在腦中就像魚鉤。光是把這些小破東西倒進馬桶並不能全身而退。我要是能演出灑狗血的一幕就好了：我扭開黃色藥瓶的蓋子，讓藥緩緩落了一地，尚恩在旁看著我，滿心擔憂但也鬆了口氣。在我的幻想裡，他把我摟進懷中說：**幸好，就差一點。天啊，老婆——可惜我們沒能更早知道**。哪有可能。我愣在那裡，怒火中燒。根據我剛才讀到的資訊，要是斷然停藥，神醫開給我的藥有可能殺死我。那些網站大多都寫有這幾行小字：**無論如何，不要驟然停藥。你的大腦會像國慶煙火萬花齊放。像原爆。你會劇烈癲癇發作而死，就算沒死也會精神錯亂。你會爐心熔毀。你會脫個精光被人發現在屋頂持刀亂揮，吼唱龐克搖滾和大叫末日將至。對了還有，沒幾個人知道該怎麼戒除這東西。它很難搞。抱歉。我們也知道你不是自願的。小心保重，祝你好運。**

《艾希頓手冊》建議把藥換成樂平片（學名 diazepam）——就是俗稱的「媽媽的小幫手」，因為樂平片在體內停留時間較長。逐步減藥的時程可能長達數月，甚至數年。有些人會經歷艾希頓博士所謂的「延長戒斷症狀」。更慘的是經常還會伴隨新的症狀，開始服用苯二類平藥物以前從未有過的症狀。產生嚴重影響身心的焦慮且揮之不去。對本來從不害怕的地方產生場所恐懼症。恐慌忽然發作乃至頻繁發生。很多人感覺大腦受到衝擊，怎麼綁鞋帶都忘了。有的人感覺連骨頭都在振動。

我坐下來，聚攏在頭頂的重量壓得我喘不過氣。我一連奮戰了好幾個月，重量不停從四面八方推擠進來，我還老是納悶為什麼胸口總感覺像要爆炸。這麼長的時間裡，我始終認為我只是帶孩子累。推著雙人嬰兒車上坡老是絆倒，沒走多遠就得停下來在路邊坐坐，因為我兩條腿抖個不停——我，昔日的跑步健將、攀岩好手，壯如牛的我——被罪惡感吞沒，一直瘦瘦瘦瘦瘦，感覺肋骨和髖骨突出，屁股沒了，臉頰凹陷——小腿、手臂和背上青一塊紫一塊的瘀青——這些全都被我找理由解釋過去，因為我想不到，我他媽的想不到——

我關掉電腦。天已微暗，尚恩還在外面。他可能去隔壁家喝咖啡或跟鄰居聊天了。我傳簡訊給安，請她給我她醫生的電話號碼。安很喜歡她的醫生，誇她樂意到府看診，而且不把保險公司規定放在眼裡。我會打電話去預約明天的門診。也許她的醫生有辦法幫我。總有人知道我怎樣才能擺脫這個垃圾。

我走進慘白的浴室。搬來八個月了，我們討論過重漆浴室，就像也討論過要重漆屋裡其他地方。我打開窗戶看向後院。不見尚恩人影。我看向藥櫃。安定文——這些小小的藥丸形同原子彈。我不能把藥扔掉。無法就此掉頭離開，沒辦法像某個毒蟲倒在汗水浸濕的床單上咬牙從此不打海洛因。

我從櫃子裡拿出安定文。這如果是恐怖電影，藥靈會鑽出瓶子，使我癲癇發作在地板上爬行。

藥丸是我小拇指的指甲大小。我把一顆切成兩半，再把其中一半對切成兩個小楔形。我把其中一個楔形沖進水槽，剩下其他的放上舌根，喝一口水全數吞進喉嚨。

克蘿伊的哭喊穿透地板傳上來，我從床上彈起來，雙手摸黑亂揮。走上走廊後，我胡亂摸索著牆壁。我的女兒……出什麼事了。到了樓梯扶手旁我絆了一下，滑下樓梯來到她房間。周圍好暗。我不記得有這麼暗。

夜燈呢？會在牆上發出綠光和藍光的小魚夜燈在哪裡？那個五彩繽紛的燈呢？

我在黑暗中踩空，向前踉蹌幾步。

她在哪裡？

我的手指摸到她深棕色嬰兒床的扶手。我彎下腰，摸找她的身體。她的小輪廓我再熟悉不過：軟鼓鼓的肚子、纖長的手指——像鋼琴家，我在她出生時這樣說過。我把手滑進她的背後，她在我的掌心放鬆下來，感受到我的撫觸也安靜了。下一個瞬間，我還沒來得及抱起克蘿伊，一股熱流燒上我的脊椎。我彷彿人在地鐵月台，有列車正要進站，氣流猛然襲來，牆壁全都隆隆震動。

我兩手從她的背後滑開，她滾回床上。我的身體不再是我的，兩腿也不聽話。我倒向地板，嘴巴摔在米白色混巧克力色的纖維裡，這是我們搬進來前才剛鋪下的新地毯。「像給豬擦口紅。」尚恩看了之後說，但我們沒拆地毯，什麼都沒動，只把兩張嬰兒床並排在一起，我在牆上用模版噴了圖案——樹枝上的Q版猴子、嗡嗡飛行的蜻蜓、盛放的櫻花。

我的腦中一切都在發燙，熱流不斷竄來。房間裡閃爍熱與電的光圈。各種色彩在我眼底接連閃過：飛旋的橘色和綠色，滾燙跳動。有什麼在我體內閃亮閃暗。我感覺不到我的四肢。我動不了。

意識的門猛然關上。靜默，然後一聲轟響。又是熱流，熱爆。橘色光圈噴發，像霓虹燈在我腦中爆炸。

尚恩人呢？天啊，他都聽不見她哭嗎？

一陣震顫竄過我全身。三更半夜我一個人躺在這裡，我的寶貝女兒在旁邊抽泣。

這就是將死的感覺嗎？尚恩會不會天亮才發現我，身軀已經冰冷，奶白的唾沫滲出嘴角？

轟響升起又消退。熱流像呼嘯的狂風沿著我的背脊往上竄，我感覺不到身體的邊際。色彩在我的眼底炸開，像野火在我腦中肆虐。血橙的夜轉為紅色，發出尖叫貫穿我的雙眼。房間在我周圍傾斜。意識再度關閉。棉絨的黑。寂靜無聲。時間拉長後消失。有個黑影在門邊窺伺我，徘徊不去。我能感覺到那道黑暗像一縷冰冷飄飛的纖維。我能感覺到死亡等了半晌後掉頭走開。嘶嘶嘶。然後什麼都沒有。很長一會兒只有空空蕩蕩。

黑暗剝離。我躺著聆聽聲響。無從判斷時間經過了多久。克蘿伊已經不哭了。她什麼時候停的？紅色與橙色及熱氣都消失了。我試著挪動手臂，感覺像在泥巴裡拖動。我向前摸索，提起一條腿撐住身體又隨即垮下。我的手指縫間有地毯的刷毛。嘴裡有纖維。我再度提起一條腿，用意志力使喚身體移動。我仆倒，地毯擦著我的手臂、我的臉。再等一等。抬起手肘，提起腿。擺好角度。推。當下我沒有餘力疑問發生了什麼事，沒有餘力去想是不是該求救，是不是該叫救護車。我的大腦已經部分關閉。我只剩下野性，我是趴伏的母獸。我只想得了一件事：我必須移動。幾次嘗試後，我終於四肢撐起身體，開始爬。

　　我來到通往廚房的樓梯邊往上看，空空如也，連個影子也沒有。好暗，我說不定瞎了。我用手一階一階摸索，努力命令膝蓋動起來。我在礦井的最深處，抬頭尋找些許希望的亮光。我伸手摸上樓階，再把膝蓋提上去。現在稍微掌握節奏了。一步一步向上爬。

　　進到廚房，我雙手貼在冰冷的磁磚上，呼吸短促，胸口上下起伏。我再度倒下，躺在地上等待。幾分鐘過去，也可能是幾個小時。依然只有無邊的黑。我重新用兩手撐起身體，回到跪趴的姿勢。**手先往前滑，腿再跟上**。一、二，一、二。我是黑暗中爬行的獸。動啊。

　　進了臥室，我聽見尚恩的鼾聲。我才抓住羽絨被就往地上癱倒，頭抵著地毯。片刻過後，我縮起一腿想站起來，但馬上又無力倒下。過了幾分鐘，我把上半身往床上一拋，嗅到了羽絨被。這是紅色那一條嗎？棉質有小山脈圖案的那一條？我嘴裡能感覺到布料淺淺的線條。又過了幾分鐘，我總算有辦法把剩下的身體也拖上床，俯趴著。幾分鐘後我翻過身。我說不出話，於是提起手臂落向尚恩的大腿。

不敢相信他還在睡。他怎麼還睡得著。

醒一醒。拜託，拜託醒來。

沒動靜。我等了等。言語還在某處的候機室排隊，還無法飛越從我的大腦到喉嚨之間的距離。

尚恩稍微挪動了一下身體。他還在夢境裡。我感覺他永遠都會在夢境裡。我又一次抬起手臂再落下。單單這個動作就得卯足力氣。

我仰躺在床上，疲憊到動不了也說不出話。陰影在眼前飄，接著一切沒入黑暗。

●

那天早上，尚恩趕著出門工作，一邊查看手機，目光到處逡巡。我站著。我可以走路了。在廚房裡，我氣若游絲，但還能說話。我跟他說了鋪天蓋地的熱流和黑暗，說了在我腦中尖叫亂竄的色彩。「我跪在地上爬，從克蘿伊的房間爬上樓。」我說。「我說不出話，叫不醒你。」我扶住餐桌穩定重心。

「怎麼回事？」

「我不知道怎麼回事。」

我又害怕又尷尬，我很希望他過來抱住我，但他沒有；他背倚流理台站著沒動，問我要不要去醫院。我的頭腦混沌，無法思考。

「你想去醫院嗎？你真的覺得有必要去，我可以載你去。」他的聲音僵硬冰冷。

罪惡感襲向我。我覺得自己像個累贅。「不用吧。我也不知道。」我說。「畢竟都過了。」

他盯著我的後腦勺，動也沒動，我於是膽怯了。說不定是我小題大作。說不定只是藥怪怪的。我的身體變成我也料不準的東西。我已經不知道怎樣才算正常。

「我會載你去。」他又說了一遍，手指叩著流理台，目光瞥向大門。「如果你真的想去。」

「不用。」我說。「不用了，沒事。現在去也沒用，都結束了。」

「代我親親孩子，對不起」

尚恩出門工作了。芬奇開始嗚嗚歡呼。他每天早晨的歡呼，是純然為甦醒和活著感到高興的聲音。響亮的「嗚——呼——」傳上來，不久我就聽見他樂呵呵地笑。他向來用這種方式迎接早晨。我停在樓梯口，整個人突然倒向廚房通往外面車道的門。我的心臟像是被胸口困住、不得動彈的籠中鳥。我哭了出來，一旦開始就很難止住。我彎下腰，我的身體還是好虛弱。我一手抓住樓梯扶手以免摔倒。我覺得我沒資格當他的媽媽。他需要更有耐心的人。他需要有個不管要唱字母歌多久都樂意陪他的人。他需要的媽媽不會每到天黑就開始分切藥丸，祈禱自己的大腦不會煙火齊放。我邊哭邊走下樓梯。咖啡潑在我腿上。他媽的誰在乎？只是小燙傷。早晚會好。

之後，我打電話與安的醫生凱特約診。他們星期五有空。我把預約好的消息傳簡訊告訴安，但她沒有回覆。她明天會來。到時我再慢慢說給她聽。她會看著孩子，我可以安心出門買奶粉和 OK 繃。一切都會好起來。

當晚，我抽出記錄安定文削減量的筆記本。昨晚切掉四分之一顆兩毫克藥丸看來太多了，我心想。我不想又得爬出克蘿伊的房間。我不想死。今晚我會回復到足量，只削掉一小角，比六毫克稍微少一點點就好。這樣行得通吧。我記下劑量，把筆記本放回藥櫃。孩子都睡了，尚恩在床上看《陰屍路》。這時候安打來了。她焦急激動，說她正要趕搭飛機去明尼蘇達州，就是現在。計程車在等了。她兒子發生可怕的事故——好像在酒吧和人有誤會。他喝醉了沒錯，安說，但他們也不該就這樣把他扔到路上，不該撞斷他的腿。他此刻人在醫院動手術。他們得用鈦金屬固定他的腿。會打上釘子，會有插銷和支架防止股骨移位。他可能好幾個月不能走路。

她已經收好行李，也找了人替她照顧狗。她會趕夜班飛機去明尼蘇達州，在那裡待到他起碼能走路。「再見。」她說。「代我親親孩子，對不起。」

「我明白。」我說。「放心，你當然得去。」

就這樣了。我掛上電話，茫然無語。我真想死了算了。我寧可死了就不用像這樣面對夜晚。我寧可死了就不用面對餘下的漫長炎熱的夏天，然後進入秋天，不再有安的笑聲將我拼縫完整。正是仲夏時節，我才剛發現我吃的藥害我的大腦天崩地裂，而她卻要走了。我不知道我能怎麼活下去。還留戀什麼呢？何不就走進哪片小樹林做個了結？但不行，我不能。芬奇和克蘿伊在樓下。我無法想像拋下他們。不光是這樣，我無法想像自己認輸。我想去死，但我也想殺了這個控制我大腦的東西。我想到以前攀岩，我可以在一條路線上爬了又摔爬了又摔，幾次還不投降，我朋友老是笑我。「放棄吧！」他們會朝我大喊。「我們明天再來。」我會繩吊在半空中火冒三丈，然後甩甩手振作起來，算好路線再試一次。幾乎每一次最後我都能完攀。

我走進臥室。尚恩斜躺在床上，腿上放著筆電。他戴著入耳式耳機，聲音才不會吵到孩子。他頭也沒抬。我走出去，坐到沙發上。我會看著白晝燒進黑夜，我會再削掉一些藥丸屑，我會上網到處搜尋希望的徵兆。只要撐得住我會睡在沙發上、半夜和凌晨四點起來在屋裡遊蕩。我會對抗無時無刻不在燃燒的怒火。我很快會見到醫生，她會有辦法。她一定得有辦法。

●

我削掉一些藥丸已經連續三天，不能再繼續了。昨天我在廚房替克蘿伊和芬奇做鬆餅就摔了兩次。而且一整天沒兩下就換氣過度，好幾次都得彎下腰想辦法緩和呼吸。在超市停車場我對著柏油人行道乾嘔。經過的媽媽帶著孩子紛紛盯著我看，然後才迴避視線。我低著頭，胃一陣一陣抽緊，但什麼也沒吐出來。克蘿伊和芬奇被固定在他們的汽車座椅裡，兩個人都哭了起來。鉗緊的胃好不容易終於鬆開，我關上車門，開車回家。我叫了披薩給尚恩和孩子當晚餐。也許明天我能撐到進超市。

當晚我決定把安定文劑量回復到六毫克。我替孩子換尿布的時候，手抖個不停。我要回復劑量，我不管了。再過三天我就會見到凱特醫生。到時候我再決定該怎麼做。

●

凱特醫生金髮，身材高瘦，擁有古怪的幽默感。比這更棒的是，跟我談話期間她一次也沒看錶，也沒有任何一絲小動作透露出她該去其他地方、解決其他人的問題，或按照保險公司的規定懸壺濟世——不斷增加看診時間每次五到十分鐘。而且我和她才聊了五分鐘就得知她有個哥哥也有唐氏症。

我在她的辦公室坐了一個多鐘頭，向她解釋我有多想擺脫安定文、到目前吃了多久的藥，以及只是削掉一點點藥也能讓我接近失能。

「你說你吃六毫克？」她問第二遍。「每天晚上？」

「半年左右從兩毫克提高到六毫克。」

「而且你不是醫師採購藥品，我知道，我才在執照許可局網站查過，沒有你的記錄。」

她揚起嘴角說。「怕你想知道跟你說說。你很清白。」

「謝啦。」

「我的榮幸。所以你剛才提到一份手冊。」

「對，《艾希頓手冊》，英國一位醫生寫的。」我說。「她針對如何戒除苯二氮平類藥物做了很多研究，是我能查到的裡面最多的。你搜尋『艾希頓手冊』就能找到。」

「好。」她輸入關鍵字後盯著電腦螢幕。「有意思……她建議把藥完全換成樂平片。」

「對。」

「但你還在餵母乳給……」

「克蘿伊。對，我還在哺乳。」

「你說她多大？」

「快滿兩歲。」

「好吧，那你得停母乳。」

「不是吧。真的？為什麼？」

「換成樂平片的目的是降低戒斷症狀。樂平片在體內的代謝時間比安定文久，我們會說它的半衰期比較長。你的戒斷症狀會減輕一些，但這也代表克蘿伊會透過母乳吸收到樂平片。」她挑起眉毛。「所以，你如果真心想戒藥，就得停餵母乳。」

「好吧。」我說。「暢飲服務結束囉。」我笑了笑。

她再度看向電腦。

「我在想我們可以逐步減量，把一半的安定文換成樂平片。完全換掉對你身體的衝擊可能太大了。你覺得呢？」

「不錯，好。」我說。「我是說，只要你覺得有用。」

「這個嘛，看看結果吧。」她說。「我希望你知道，你接下來必須很有耐心慢慢來。我說的不是幾星期或幾個月。這可能得花上兩年。」

「兩年？」我不敢置信。

「很有可能。」她說。「老實說，我也不知道。」

我呼了口氣。

「只是要記住：慢慢來，穩著走，才到得了終點。」

「哇。」我伸手梳撥頭髮。最近頭髮一直掉，我手上現在也多了一小綹，我把頭髮扔進椅子旁邊的垃圾桶。

「慢慢來，穩著走。」她重申一遍。

當晚，尚恩和我坐在後院。我們把戶外椅拉近屋子，萬一芬奇或克蘿伊醒來了，我們才聽得見。我問他能不能聊一聊，我想在院子裡。我想等著看黃昏飛來的樹燕。

他開了瓶啤酒，望著我們家院子的盡頭，他的造景卡車停在那裡。

「所以，」他說，目光看向我的臉。「醫生看得怎麼樣？」

「她很好。說話很有限。她沒聽過《艾希頓手冊》，所以我們一起查了。」我停了停。尚恩什麼話也沒接，他的目光飄回了卡車。「總之，呃……計畫是把一半的安定文換成樂平片。」

尚恩調整一下坐姿，嘆了口氣。「那樣能做什麼？」

「樂平片可以讓戒斷過程好受一些。」

「哈，是嗎……」尚恩看回卡車。說不定那裡有一隻松鼠啃穿了堆肥袋。說不定那隻松鼠吃發酵物吃到醉茫茫，做起了後空翻。

然後就是一陣能殺人的靜默，如今在我們的對話中成了家常便飯。彼此間的空氣逐漸凝重。我抬頭找天上的燕子。什麼都沒有，只有死白的燈光把樹木照成幽黑剪影。

「反正……我會開始試，之後再看怎麼樣。」

他的啤酒瓶底撞上膝蓋。「這他媽又是什麼意思？真神了，會怎樣他們不知道？你不能乾脆住進勒戒機構一陣子嗎？……附近那個很多名人去的地方叫什麼？」他想了一會兒。「圈谷，圈谷客棧（Cirque Lodge）。管他的就這樣叫。我記得琳賽．蘿涵起碼在那裡戒毒過三次吧。你可以去跟明星為伍。」他又停頓了一會兒。「或者附近再找找看。那間收費八成很貴。」

我感到噁心。我何其甘願付出一切，如果只要咬緊牙關幾個月忍受冒汗、嘔吐、抽搐扭曲就能重拾我的人生。

「你知道這不是……想快也沒辦法。我跟你說過……這些藥改變我的腦部結構……可能需要——」

「好好好。」他說。「對，**你跟我說過**。只是……我只希望這個新醫生真的懂些什麼……」

「她知道的和我差不多。我是說，她知道我不能直接停藥。」

「所以我們該怎麼看？我是說，這需要多長時間？」

「我不知道。」

「你**不知道**？」

「怎麼說，起碼幾個月。也可能更久。她說可能要幾年。」

尚恩猛然扭頭看我。「幾年？媽的！你開玩笑嗎？」他目光冰冷、僵硬、怒氣沖沖——這也難免。在我滑向深淵的同時，他的人生也被綁架、拆解、暫停，而我不斷向下愈滑愈深，一邊假裝沒向下滑，一邊努力不向下滑，我們兩個人都把破碎的關係掃進地毯底下視而不見，因為不然還能怎麼做？

「兩年？」

「我不知道。」我說。我努力不哭出來，這其實比想像中容易。苯二氮平類藥物有一種矛盾的作用，會鈍化情緒但又會帶來陣陣爆發的恐慌無助。它有毒性。「我不希望我們一直過這樣的生活。真的爛透了，我知道……」我愈說愈小聲，愈說愈迷茫。我幾乎無法呼吸。我死命抓住我們關係的碎片，希望他能接手修補，希望他會對我張開懷抱，說我們會一起度過，我們會熬過去，我們會有辦法。

他望著地平線，目光比方才更加冷硬。

「我不想再過這種生活。」他說。很安靜，他的這句告解。聽起來很空洞——安靜而空洞，死了似的。

「什麼？」

「我**也**不想一直過這種生活。」他重複。

憤怒和絕望在我心底翻攪。寒冷徹骨的沉默降臨。我看向天空：鳥兒還是沒來，牠們去哪裡了？我在鳥兒自由自在的天空中狂亂尋找。也許是我們錯過了；也許鳥兒已經在下一條街跳過牠們的燕子舞。

「我想說的是，」尚恩努力搜索用詞。「我還撐著——我沒有走，你懂嗎。媽的！我讓這個家的燈能繼續亮著……」

天啊，我以為他至少會肯定這整件事對我來說有多痛苦——但我期待什麼呢？期待他開朗以待？期待他深情不移，不受影響？我覺得好孤單。我只希望他抱著我，摸摸我的頭。但又有誰來抱著**他**？當我在燃燒的頭骨中憤怒翻騰的時候，誰能帶給尚恩安慰？

我們一直坐到天光濛暗，我們成為兩道黑影。尚恩的啤酒瓶空空的擺在桌上。他抓起瓶子站起來。

「對不起。」我抬頭看著他說。「能做的我都在做了。」

「我知道。」他說到這裡停住，長手指輕敲著啤酒瓶。「我知道你做了。」但他的聲音裡不帶希望。如果我能畫出來，他的聲音是一條平平的黑線。他轉過身去走向側門。「我去看看孩子。」

我繼續坐了很久，看著樹影從幽藍轉為深黑。等我終於回到屋裡，尚恩正在看《陰屍路》。**時候到了**，我心想，**沒辦法**，**不能不這麼做**。我把我的分藥器放上洗手台，從藥櫃拿出安定文和樂平片。我把三十毫克樂平片推向舌根，配牛奶吞下去。凱特醫生和我同意，我可以把安定文的量切掉八分之一，所以我得用分藥器把藥丸切成迷你小楔形。我瞇起眼看切開後的碎塊，把最小的一塊扔進馬桶沖掉，剩下的吞進嘴裡，苦苦的粉末黏在舌根令人作嘔。更多牛奶沖掉味道。西伯利亞，我來了。

灼眼的綠，不見紅燈

2011 年 12 月～ 2012 年 3 月

縮減藥量三個月後，我瘦到肋骨突出像兩排小鐵軌。凱特醫生說我的肌肉正在吃自己。我必須再多盡力把食物吞下去。「吃什麼都行，」她說。「吃就對了。」

四個月後，我發覺我減藥後又拉回原本劑量前前後後已有五次。每一次減量，我只能維持四到五天。每一次我都會呼吸困難。我會胃痙攣，身體會劇烈停擺。感覺每個部位都著了火。我失去方向感，隨時害怕摔倒。每一次，凱特醫生都說那還是回復劑量吧。她不知道如何是好。我最近一次看診，她承認她不知道怎麼幫我戒除這些東西。但她怎麼會知道呢？安定文跟贊安諾一樣，是新一代苯二氮平類藥物。對神經系統的打擊更重、更直接，比前幾代苯二氮平類藥物更快致癮。

安定文和贊安諾都在一九七〇年代末、八〇年代初問世，臨床試驗期也都相對較短。用藥三個月乃至六個月後腦和身體會怎麼樣，要由像我一樣的衰鬼自己去發現；並且，隨著新一代苯二氮平類藥物聲勢看漲，開立此類藥物的處方也成為趨勢。所以**醫學上**雖然不建議使用安定文和贊安諾超過二到四周，**市場上**卻廣推使用這兩種藥治療慢性症狀。市場怎麼推，醫師就習慣怎麼開藥，長期處方於是急速增加。

●

很難相信我百般嘗試擺脫安定文，卻沒有半點成效。即使有凱特醫生可以商量，我們還是想不出怎樣可以減藥又不至於摧毀我。我感覺我是一根稻草，想維持直立都有困難。我呆望冬天的日子像火車窗外的風景不停流逝。景物一會兒暗，一會兒亮，有時染了一抹綠色，有時是小麥的顏色。

我和尚恩苦等知道怎麼做能幫我戒藥的人出現——神醫聲稱無害的這種藥。我聯絡兩個心理諮商師朋友：「你們有沒有認識的人？任何想得到的人？」我打給無數間勒戒中心，他們全都表示協助勒戒苯二氮平類藥物的方法跟勒戒其他毒品藥物一樣，會以門診治療方式採行戒癮十二步驟原則，著重於解決強迫性使用者的「渴想」（cravings）和「誘因」（triggers）。我跟他們說，我沒有渴想，也沒有誘因，我只有病入膏肓。他們要我去別的地方問問看。英國和澳洲各有幾間診所，但也僅此而已。

凱特醫生廣發電子郵件給同行，希望找到有人幫得上忙。她聯絡了佛州和加州，聯絡了華盛頓州和維吉尼亞州。得到的回覆都一樣：**這不是我的專業**。**只能祝好運了**。除此之外，看來誰也沒有頭緒。我們兩人都難以相信相關資訊只有這些，居然沒有多少醫生知道要怎樣安全消解苯二氮平類藥物對大腦的作用。專門治療鴉片類藥物成癮的醫生和診所很多，但這是因為鴉片類藥物濫用暴增起因於過量給藥暴增。鴉片類藥物之所以可怕，一部分在於猝死機率極高。相較之下，苯二氮平是慢慢瓦解大腦。過量用藥不會導致猝死，而會使人逐漸殘廢。因果關係更難追蹤，因為它恐怖在鬼鬼祟祟。苯二氮平不會一把火燒掉你家，它是個竊賊，會一件一件偷走你擁有的東西。

而且最慘的是——我和凱特醫生一起研究後才知道，生理戒斷鴉片類藥物可以在七到十天內安全做到，苯二氮平類藥物需要的時間卻可能長達十倍。擱下心理依賴不談，光是生理戒斷苯二氮平可能就需要幾個月。有些人更可能要花上數年，因為這強烈傷害大腦纖細的神經受器。我和尚恩上網到處搜尋，沒有一間勒戒中心的療程長逾一個月。有些宣稱能做到藥轉，讓你從苯二氮平換到舒倍生（鴉片類藥物），但這就像廚房已經大火熊熊，你還往臥室放火沒兩樣。這對吃藥目的是想嗨的人或許有效，因為舒倍生不會致幻，但這並未真正解決大腦受損的問題。

●

我已經幾個月沒辦法閱讀了。我的眼睛一次只能對焦看一行字，且沒多久眼部肌肉就開始抖動。但我看得了色彩和質地。我看得了雲和鳥和碧藍如洗的天空。所以，我開始用我的iPhone為芬奇和克蘿伊照相。這是創造欲的出口，是我陪我美麗的孩子們玩耍的一種方式，也是我練習把注意力從持續的疼痛上拉開的一種方式。

入冬以後雪下得很兇。我走出前門，蹲在隔開客廳和門廊的窗戶旁。芬奇和克蘿伊在屋內歪歪晃晃走過來看，好奇我怎麼在外面，為什麼要對著窗戶呵氣。我拍下他們睜大眼睛、隔著窗霧找我的樣子。其中一張，芬奇明亮的眼睛像極了宇宙星圖。另一張裡，結霧的窗戶讓我拍到了我正後方那棵樹的倒影。克蘿伊的臉疊映在光突突交錯的樹枝上。像樹的腦，我心想，而樹木就像神經元死去前伸長手臂喘氣，樹枝襯著灰色的天空分裂再分裂。即使在這個凋零的時節，即使我的皮膚灼燙，我還是不肯放棄美。不行。她和我同在，永遠都在——現身在雪中像樹叢中一簇受傷的紫丁香，現身在忽然穿破寒空灑下的陽光裡。

●

苦尋真正知道怎樣能幫我戒藥的醫生一個多月，問遍認識的人以後，我們找到一位。我先打了電話給我朋友珍妮特，她是在本地榮民醫院工作的精神科醫師。四天後我又發了訊息給丹尼爾，幾年前我看過的一位心理諮商師，同時也是一名藏傳佛教上師。我跟隨他學習過一陣子，發現他在持靜和慈悲心上的修行，與他對西方心理學的理解正好完美互補。「拜託，」我問他。「你知不知道有誰能幫我？」他們兩人在同一天回覆我，而且推薦的是同一位醫生。猶他州具專科執照的成癮專科醫師有兩人，只有他們瞭解苯二氮平類藥物的複雜機制。其中一人是詹姆斯醫生。

珍妮特傳訊息告訴我，詹姆斯醫生以家庭醫師為業，但現在想戒藥的人蜂擁而至，人多到不行。他行程滿檔，加班超時工作還不夠。她的訊息說，她會打電話去替我說說情，讓我能見到他。「撐住，」她說。「他就是你要找的人。」

後來丹尼爾打電話來。我人在廚房，呆呆望著窗外的前院。番紅花從土裡冒出頭，表示春天近了。現在是三月，但天氣忽然回暖，所以我在院子裡擺開噴水遊戲墊。我看著克蘿伊和芬奇揮打繞圓噴出的水柱，目光不由自主從芬奇彈向前院的柵門。門關著。詹姆斯醫生為人極度正直，丹尼爾告訴我。他不認為還能把我交給別人——尤其以我目前情況之嚴重之複雜。苯二氮平類藥物戒斷深受誤解，與任何一種藥物戒斷都不能相提並論。丹尼爾問我明不明白他的話，明不明白我將走向哪裡。芬奇脫起了泳衣。沒幾分鐘泳衣就掛上了籬笆。我努力回想我有沒有替他抹防曬乳。不想起來不行。可惡，我不能讓芬奇燒了他的小雞雞。

「梅麗莎？」丹尼爾等在電話那一頭。「我剛才說的話你明白嗎？」

我跟他說起過去幾個月，說起我和尚恩的疏離，說起我半夜在廚房裡爬。丹尼爾嘆了口氣，接著投出震撼彈。他強調說我最好考慮找個朋友家借住幾個月，不然對我和尚恩的壓力都太大了。我需要地方喘氣，尚恩也需要避一避我接下來將經歷的事。「這會用上幾個月，」丹尼爾說。「一年都有可能。找個能接住你的心的朋友。這是藥物引起的疾患，是我們的文化幾乎不瞭解的藥。你需要有個可以崩潰的地方。」

跟丹尼爾聊完後，我在廁所裡哭了幾分鐘。我很害怕。我是不是得離開孩子？這要怎麼行得通？我第一次覺得這麼孤單，而且沒有辦法可以讓我好過，因為這種藥對我的神經傳導物質作用就像紅燈，現在我縮減藥量，燈號轉成綠燈，亮到灼眼的綠，放眼不再有紅燈，一連百里都沒有紅燈，於是車輛從四面八方高速駛來。我感覺腦袋裡有一團火，一個聲音嗡嗡直響。**振作一點**。我走出去，飛快從浴室裡拿了防曬乳。

尚恩回家後，我跟他說我要休息。其他事我現在沒辦法對他說。太多事太難理解，我還沒準備好。他把孩子帶到後院，他在車庫做事。我癱倒在床上，肌肉一陣痙攣，猛力揪住我的胃。我喘不過氣。我屈膝縮起身體對抗疼痛。鬧鐘血紅色的數字顯示「6:12」。我眨了眨眼，眼睛抽搐。我閉上眼。一陣灼熱的痛襲向我兩條腿。我的頭皮又刺又麻——火蟻在我皮膚底下燃燒。這種折磨——我受不了。太過分了。**埋了我吧**，我心想，**我做不到**。**我必須做到**，**但我無法**。

三星期後，尚恩和我開了三十分鐘的車，前往猶他州南喬丹市去見詹姆斯醫生。我請尚恩陪我去。「至少去第一次。到時可能會有很多資訊，你能不能寫下來？我怕我記不住。我希望我們都清楚之後要怎麼做。拜託跟我一起去。」

我坐在副駕駛座，額角抵著窗玻璃。公路兩旁的小山丘上積著灰雪。我往車窗呵氣，用手指畫了個笑臉。透過笑臉可以看見粉白荒涼的天空。

我今年四十二歲。我媽在四十歲的某一天消失，兩天後出現在一間地方醫院的康復治療部門。這是每年在她戒酒屆滿周年當天或前幾天，她都會重述的故事。在我的版本裡，故事是我搬進男朋友家的車庫，因為我在家裡發現小包小包的古柯鹼，且媽媽的鏡子上殘留薄薄的白粉。我們為此爭吵。我求她尋求協助。我記得她跪下來。我記得她向我發誓那些古柯鹼不是她的，是她男友的，她沒在用。她對我發誓，她苦苦哀求。據她後來說，這之後她喝掉半瓶威士忌，吸了幾行古柯鹼，隨後開車到半月灣附近荒廢的海灘。槍握在手裡感覺沉重。她滿心只想著毒品。用來鎮壓孤獨，鎮壓她心中的死神。**冰冷的金屬會解救我**，她心想，**動手吧**。她是個毒蟲，她對我弟弟和我說。她滿腦子全是那些小藥包、刀片輕柔的分切、吸入鼻腔的刺爽感。她需要幫助。

而今我坐在車裡，只比我媽面對成癮的年紀長兩歲，盼著一名醫生幫助我擺脫藥物。我向來告訴自己，我的故事會和她不一樣。我不說謊不出軌不使用語言暴力。我不會生活一遇不順就大發雷霆，放任怒火燒灼孩子的皮膚。我一直相信我把自己教得比她好，意思是我把自己教得和她不同。許多年來我從榮格心理學研究到藏傳佛教到內觀冥想。我用成癮者的視角、女兒的視角、母親的視角寫詩。我試遍每一個身分，但永遠無法充分弭平在我童年劃開的那道深溝。我以我媽為傲，但仍打從心底恐懼她的怒氣。我們的關係像斷奏：時而連起，時而斷裂。我愛她，雖然傷痛依然活在我體內。我兩手按著大腿。她當時不知道是什麼心情，在開車去那間地方醫院接受勒戒的路上。她是不是也和我現在一樣感到羞恥，彷彿辜負了我們心愛的人。我抬頭看著尚恩停進偌大的停車場，北側有一棟乾淨的兩層樓醫療建築。媽媽登記住院的時候只有她一個人。我有尚恩，但我還是覺得很孤單。尚恩停好車，開了他那一邊的門下車，沒有回頭看我一眼。我動作遲緩。我全身都痛。尚恩大步走向院棟，我走在他後面，每一步都小心掂量。我們誰都沒說話。

進了候診間，尚恩和我在並靠的椅子上坐下。自動咖啡機在角落嗡嗡低鳴。一名年長的女性倚靠牆邊，正在讀《不再互累》（*Codependent No More*）。我們對面立著一架巨大的電視螢幕，播著迪士尼電影。畫面中有粉紅色，可能是公主。我心緒繁亂沒辦法聚焦，而且盯著任何電視或電腦螢幕看太久，我的眼睛就會痛。我只知道電影裡沒有陰幽的山脈。沒有悲傷也沒有藥丸。

掛號完等了四十五分鐘，我和尚恩才被帶進一間診室。護理師表示抱歉，詹姆斯醫生排程爆滿，他正在用最快速度趕來。我的脈搏血壓經過測量，key 進電腦。用藥和劑量也被記錄下來。我按慣例回答了一連串問題，最後護理師問我今天來的原因，這一瞬間我飛快想像自己一把掐住她的喉嚨。

護理師看著我，等我答覆。我提醒自己，敵人不是她。不是她。不是她只經短暫實測就推動這些藥通過食品藥物管理局核可。不是她為製藥公司做行銷企畫，在對公眾講話或出席**你誰也不認識**的奢華晚宴時，宣傳贊安諾和安定文可以治療長期慢性症狀——失眠、恐慌、焦慮。我深吸一口氣，羞恥像一塊砧沉沉壓在心上。「我今天來是因為我想戒除安定文。」我尷尬地挪了挪腳。「我試了半年但沒有任何成效。」就是這樣，像一條死魚。我沒能力擺脫藥物，感覺就像我這個人很失敗。我從口袋掏出真心話並任其掉向地上。

護理師沒有眨眼，只是繼續敲著鍵盤。

「你吃藥是因為……」她等著。

「失眠。」我說，這回答聽起來好無害，好單純。我睡不著，因為連續懷孕與伴隨而來的荷爾蒙失調、失去心愛工作的絕望、一夕間成為全職媽媽在家帶孩子的壓力，構成了雪上加霜的局面。我光是洗衣服都忍不住哭，覺得自己應該要像一塊漂亮的嫩肉，應該是瓊．克利佛[7]那樣的完美嬌妻，事業有成，像流理台面一樣光潔閃亮。我是個憔悴失眠的黃臉婆，所以他們給我當下最有效的鎮靜安眠藥。他們給了我強力武器。「你會睡得著。」神醫這樣說，而我信了他。

尚恩坐著，雙手合攏夾在膝蓋之間。我的腳跟在地上敲著節拍。牆上沒有裝飾的畫。門邊掛著一個黑色資料夾，展示探討糖尿病和高血壓的摺頁傳單。我們來到這裡已經一個多小時了。護理師輸入完資料站起來。她說詹姆斯醫生很快就會過來，走出門前她向我們送上一抹微笑，金髮馬尾嗖一聲甩向後腦。

十分鐘滴答過去，然後十五分鐘。我看著時鐘。到了第十八分鐘，門打開了，走進一個高大的男人。他起碼有兩百公分高，一頭蓬亂的古銅色頭髮。我起身與他握手，發現我的頭大概與他的褲襠齊平。他穿灰綠色燈芯絨長褲，用皮帶繫著褲頭，橢圓形的帶扣嵌著類似地圖的圖樣——藍綠雙色線條在多處交叉，偏角上有一枚紅星。

他坐進我們面前的小椅子，長腿伸直後幾乎抵到我的腳。

「所以，」他翻起我的病歷表，目光掃視過每一頁。「六毫克安定文？」他挑起眉毛。

「對。」我說。「六毫克。」我低下頭。

他吐了口氣，用他大如德州的手掌揉了揉頭髮。

7 瓊．克利佛（June Cleaver），美國六〇年代電視情境喜劇《天才小麻煩》（*Leave it to Beaver*）中的人物，被刻畫為美國郊區中產家庭父母的理想範型。

「前因後果說給我聽聽吧。這是為了治療失眠？」

「對。我每天晚上大概只能睡一小時……」

他點頭，我能看見他的腦袋跟著運轉評估。「是，那真的能把人逼到極限。我看劑量很快就提高到六毫克。從你初診到最後一次看診只隔六個月？」

「對，我到七月已經吃六毫克。」

「他沒有再請你回去……複診評估？」

「沒有，從來沒有。他常常不在。他開給我足夠一年的補充量。」

「安定文？」

「安定文和贊安諾，但我不喜歡贊安諾。他說我可以調換。」

「哇，好吧。我看看，所以你吃六毫克安定文到現在剛過了一年半？」

「對。」

「每天晚上？」

「每天晚上。」

「嗯，對你的睡眠應該已經沒有多大幫助了，對嗎？」

「對，」我說。「效果爛透了。」

「嗯。短期非常有效，但之後它就是個毒藥。吃幾周之後就和安慰劑沒兩樣。而且你吃的劑量很高。」他再度用手搓起額頭。「但不是做不到。我之前有個人吃八毫克。很不容易，用了很長的時間，但他挺過來了。」

我沉吟了會兒他的話。這些話像手術刀：乾淨、明亮，利到簡直握不住。媽的，我真的做得到嗎？我有那樣的毅力嗎？

「他用了多久？」我問。

「將近兩年。」他說。「過程很曲折，但那傢伙大學時代踢美式足球就是個線衛，所以……」他看向尚恩，尚恩攤開了筆記本在腿上。「你在做筆記？」

尚恩點頭。

「好。很好。」他靠上椅背，兩手掌托住後腦勺。「接下來是這樣。我會問你一些問題以備我做記錄，再來我們會討論怎麼治療。行嗎？」

「好，」我說。「行。」

「你有沒有聽過《艾希頓手冊》？」

「有。」我說，整個人坐直起來。「我在網路上從頭到尾讀過。我還介紹給我另一位醫生看，我們嘗試用樂平片換掉一半的安定文來逐步減量。」

他搖搖頭。「不行，那樣沒用。安定文的半衰期太短了。戒斷症狀猛烈得要死。何況你的劑量又高……難怪你沒有進展。不行，我們會把你全部換成樂平片。」

「噢。」我半是呼氣，半是嘆氣。

「沒錯，」他點頭。「感覺會很奇怪。你可能會劇烈做夢，到早上會不知道自己人在哪裡，但你會沒事的。我們今晚就換藥。」

我看著眼前這個高大的男人，我正把我大腦的安危交給他，說不定命也交給他了。我很害怕，但說不上為什麼，我信任他。樂平片留存體內的時間比較久，所以開始減少藥量後，腦不至於恐慌得那麼嚴重。減量在安定文上，就像突然拿掉腦中的緊急煞車，相比起來，樂平片則是慢慢一下一下移開煞車。我在黑塑膠椅上不安地挪動雙腿。我嘗試減藥半年，我失敗了。我還有什麼可損失的？

「一次全部？」我問。

「對。」他說。「你不會有事。而且會有用。」他從桌上抓起一個夾板。「準備好回答問題了嗎？」

「好。」我說。我看看尚恩，他呆望著牆上的摺頁傳單。「來吧。」

「好。你有沒有厭食症或心因性暴食症病史？」

「沒有。」

「你抽菸嗎？」

「不抽。」

「喝酒呢？」
「會喝。」
「喝多少？」
「晚上一、兩杯紅酒。」
「每晚？」
「幾乎。」
「喝過比這更多嗎？」
「沒有。我想不出有哪一次喝了更多。」
他看看尚恩，尚恩點頭認同。
「好。有沒有在非醫師處方下用過鴉片類藥物？」
「沒有。我剖腹產後用過幾天羥考酮。只有這樣。」
「嗯，好。」他點頭。「你有沒有在白天吃過安定文？比如說，可能那一天照顧孩子太辛苦。一次兩次，有嗎？」
我聽了很驚訝。我壓根兒沒想過要吃下更多藥。
「沒有。」我說。「沒有……因為……我只是想好好睡覺。」
「是，是。」他說。「是的，當然。好……有沒有發生過藥提早吃完，必須提前聯絡醫生拿藥？」

「沒有。」我說。「從來沒有。」

「好。」他說。「非常好，全部問完了。到目前有疑問想問我嗎？」他來回看著我和尚恩。

尚恩坐在椅子上向前俯身，清了清喉嚨。「你覺得這需要多久？我是說，讓梅麗莎擺脫這些藥？」

「好問題。」詹姆斯醫生說。「這樣說吧——要梅麗莎能做到又不至於身心崩潰，最好的做法是每兩周減少十分之一藥量。每減少一次就維持一段時間。我們不希望太急，因為腦至少需要兩周時間適應新的藥量。」

「但為什麼有的地方說可以讓人一個月內戒藥？」尚恩問。「梅麗莎打過去問的一個地方說他們的療程兩周就可以結束。」

我不敢相信尚恩還在問這種問題。我給他看過《艾希頓手冊》，也給他看過 PubMed 上的文章和「苯友論壇」（Benzo Buddies）網友分享的減藥進程。他好像無法消化事實，戒斷這種藥跟戒其他藥都不一樣，我不可能一刀兩斷停藥後就若無其事恢復正常。能幫助他理解的事我都做了，他還繼續這樣問很令人受傷。我想縮進角落。我感覺他看不見我，好像我的痛苦在他心目中都是誇大、都是演的、怎可能有這種事。但說起來，誰又真的能設想這種情境？誰他媽的能想像我拿了醫生擔保安全的處方藥，結果淪落到這個地步？

詹姆斯醫生嗤笑一聲，在椅子上換了個姿勢。「這個啊，你也知道很多事都牽涉到保險公司。所以有的人只能那樣做……但我並不建議。那是誤導。像那樣快速減藥，大腦很難恢復，不良的戒斷症狀還是會持續好幾個月，乃至於很多年。所以說，你懂吧，美國大多數勒戒機構利用鎮靜安眠劑讓人快速減藥，好確保他們不會發生致命的癲癇。這基本上只是便宜行事，把人打扮到能看就送他們出來了，他們出來還是會遭遇梅麗莎現在這些強烈的戒斷症狀。他們以為自己已經全好了，卻仍無法好好自理，他們嚇得半死，最後通常不是又回頭用藥就是躺進急診室。」

「好吧。」尚恩說。「所以要多久？」

「我推估需要九到十個月。也可能更久，如果梅麗莎遇上些障礙，這都是有可能的。」他轉向我。「我猜你現在就有戒斷症狀。你知道戒斷耐受性，對吧？藥吃了幾周後效果開始減弱，接著就算你還是有在吃藥，戒斷症狀一樣會產生？」

「對，對。」我說。「我有讀到。艾希頓醫生列在手冊裡的症狀我幾乎全都有。皮膚像有蟲在爬、下顎痛、肌肉震顫、腿軟。全身上下隨時都痛。我的頭皮、我的眼睛、我的腿、我的胃。感覺像有碎玻璃在我皮膚底下。**毛骨悚然**。對，就是這個詞。好像我的身體覺得**毛骨悚然**。一切都又亮又銳利。我也聞到菸灰缸味。一整天都聞到菸灰缸味。」

我嘆口氣，癱向椅背。詹姆斯醫生抿著嘴唇點頭。

「是，沒錯，我**完全**明白。好吧，告訴我最慘的兩個。絕對最慘沒得比的兩個症狀？」

我從來沒有這樣想過。全都很不舒服。我的肌肉痛，關節也痛。我不斷想吐。眼球在眼窩裡抽跳。全身上下都覺得失常出錯。我深吸一口氣。

「是失眠，」我說。「還有黑暗念頭。我是說，你懂嗎，有時候我就是覺得病已經深入每個腦細胞，永遠不會好了，我只想一槍斃了自己。」我揉著太陽穴，往旁邊偷瞄了尚恩一眼。我從來沒告訴他我有這種想法。說出口，指明它，似乎是我畢生做過最勇敢的事。我最最害怕的就是失去力量，怕我挺不過去，怕我會向疼痛屈服，了結掉我自己。尚恩直直望著前方。

「好。」詹姆斯醫生在椅子上坐直，手肘支著膝蓋，上半身傾向我。「好，聽好了。這些問題我們可以處理。我答應你。如果又撞牆遇上失眠或出現黑暗念頭，你立刻來找我。你要經常提醒自己，你正在經歷**非常**激烈的藥物戒斷。最慘烈的一種。失眠和陰鬱只是過程的一環。你**會**好轉。你可能三不五時會稍微跌出狀態，但我們的軍備庫有東西能幫你，我們不會讓你跌遠。」

當晚我的藥就全數換成樂平片，六十毫克——相當於六毫克安定文。我的夢一整晚有如嘉年華輪番上演——混亂、喧騰，還見血。畫面猛爆狂飆，一片鮮紅。我記得芬奇蹣跚通過一頂金紅雙色的馬戲團帳篷，他一腳斷了，骨頭裂開刺出皮膚，血湧得到處都是。我追著他，但許多雙男人的手臂拖住我，粗壯的手臂壓向我，把我按倒在地。我是一頭痛苦的獸，為我自己和芬奇受的折磨憤怒咆哮。眼前除了血沒有別的，沒有任何辦法阻止血流。接著帳篷漂向一片海洋，被風吹扁。我漂浮在水面，看到克蘿伊和尚恩在帳篷底下，就快要溺死了。他們張著嘴想呼吸，但頂不穿那層布。我看得到他們，但我被東西纏住，沒辦法過去幫他們。我看著他們從掙扎到滅頂。我看著他們死去。

這一晚漫長得像三、五年，但到了早上我有辦法起床沖咖啡，沒有病懨懨的感覺。我知道苯二氮平類藥物會干擾睡眠的第三和第四階段，但就算這樣也好過完全睡不著。我很脆弱，從煮水、倒研磨咖啡粉進濾壓壺、擺出兩個馬克杯，我的兩手一直在抖。**之後我要怎麼承受？**我不禁想。**因為這才只是開始，而且沒人能替我免去這種痛苦**。我下樓把芬奇抱出嬰兒床。克蘿伊還在睡，於是我抱著芬奇——我美麗的孩子——坐在沙發上。他暖烘烘的，偎依在我的臂彎裡，順著輪廓輕摸我的手指。

我問自己為什麼選擇活下去。我甚至已經感覺不到這一切之前的**我**了——那個藝術家、探險家，那個母親。我現在是個蒸發中的女人，我正在化成雲煙。芬奇的手觸著我的手指，我腦中的灼焰向上竄燒。我有一種感覺，我將再也回不到從前。我只知道我必須熬過去。我只知道經過一夜驚魂，或經過被疼痛摧折的一天，我還是會站起來。我向來都會站起來。這是我一直以來的選擇。我沒有辦法控制痛苦。它現在走了等等還會再來，像無可避免的浪濤打在狂風暴雨的海岸。我只知道我可以做一些事，不讓疼痛把我擊倒。我看進芬奇的惺忪睡眼，他的凝視無比澄澈，像一名高僧環抱著我。他伸手摸我的胸骨，喊我媽媽，藍眼睛牢牢直視我的雙眼。愛與悲傷燒灼我的心。這孩子。我撫過他小巧的鼻樑，他金色的眉毛。比起站在受苦的岸邊驚慌失措，我知道我必須讓目光持續專注在美麗的事物上。不知道怎樣做到，但每一刻，或每一刻的下一刻，我必須看向自身以外。我彎起手指包住芬奇的小手，看著光影游移在我們手邊，直到金黃色的陽光盈滿一室。

西伯利亞

2012年3月～4月

幾星期前與藏僧兼心理諮商師丹尼爾談過後，我請尚恩和我一起去見丹尼爾，讓他可以把對我說明過的事向尚恩解釋一遍。就在看過詹姆斯醫生的幾天後，我們在丹尼爾的診室與他會面。

我在戒藥期間另外找地方住，這整個想法感覺是個大膽激進的舉動，我需要由他說明給尚恩聽。丹尼爾向尚恩重述了對我說過的話。美國沒有勒戒機構有適切的資源能應對我即將經歷的戒斷過程。我們必須自行創造。丹尼爾告訴他，就像之前對我說的一樣，我會需要一個地方，能單獨與劇痛相處，能集中心力活下去。沒人能替我代勞。沒人能消除我皮膚的灼燒感、噁心嘔吐、體內不斷震顫的感覺。而病痛來襲的時候我會大發雷霆，所以尚恩也需要能夠暫時脫離這一切喘口氣。我們有沒有認識合適的人？白天我們必須把孩子送去托兒所。我們會需要有人協助照料日常瑣事：洗衣服、買奶粉尿布、協助我們在感覺世界崩塌的時候維持秩序。尚恩的媽媽雪倫會來。他受不了，但她會來。她樂意幫忙。

與丹尼爾談過後，尚恩和我決定，在荷莉和傑洛姆家會是我戒藥最理想的地方。我考慮過幾個朋友，但我認識的朋友裡只有荷莉和傑洛姆不會介意我腦袋著火。荷莉像母親般充滿保護的愛正是我需要的。傑洛姆又是精神科醫師，代表萬一發生重大醫療或精神問題，周圍有人有能力介入。我不認為我會出現精神病，因為我會減得很慢很慢，但苯二氮平類藥物變化莫測，拔掉它們大腦可能會鬼吼鬼叫。我希望不會用上傑洛姆的專業，但知道萬一我走火入魔還有他在總是令人心安。

荷莉和傑洛姆準備給我的房間本來是他們女兒的，到處能看到屬於女兒的紀念物：因紐特人偶和棕熊娃娃、書桌上削尖的鉛筆、紀念她國中二年級GPA成績滿分的小金盃。我會睡在古董雪橇床，嫩黃淡紫配色的牆壁會安定我的心神。房間就在走廊邊上，往前是一間客房，再往前是荷莉和傑洛姆的房間。我在這裡保有隱私，需要協助時也離他們很近。床面向一扇大窗戶，望出去是一座破落的小籃球場，往後方是甘伯櫟樹叢和白楊樹構成的一堵厚牆。有藤蔓爬上窗緣，讓幾對鳥兒得以安居造窩，啁啾鳴叫一整個上午。我在書架旁有個衣櫥，書架對牆靠近天花板處開了一排小窗。整個房間感覺明亮通透、鳥鳴環繞。我的痛在這裡有空間容納。這些事物能支撐住我。

我帶來三箱衣服，以及朋友推薦能鼓舞我的一些書。一個朋友送我一尊母狼帶崽的小雕像。她說我會需要這股兇性。我會需要對著狼冥想。我把佩瑪．丘卓（Pema Chödrön）的《轉逆境為喜悅：與恐懼共處的智慧》（*The Places That Scare You*）放上東面牆壁的小書架。旁邊是一本臨終照護中心的訪談集。我帶來一本卡明斯（E. E. Cummings）的詩集。這將會是一段缺乏標點句讀的時間。這將會是一段日日感謝上蒼的時間，因為若不這麼做，我會忘記有神是什麼感覺。這是我必須記住的事。我帶了克蘿伊和芬奇的照片和一本空白日記，我在封皮寫上《西伯利亞》。我有一隻紫白色的獨角獸玩偶，是安到玩具反斗城買給我的。她為離開七個多月感到過意不去，幸而她兒子復原良好，重建的膝蓋很牢靠。我跟她說，有她的心意支持就很夠了。獨角獸就很夠了。

我計畫清晨五點半起床，在克蘿伊和芬奇醒來前開車回我家。我們在同條街上找到一間長老教會的托兒所，能一起收留芬奇和克蘿伊。白天他們會在那裡畫畫、玩遊戲，我則在嫩黃淡紫的房間戒藥。但早晨和傍晚我會陪伴他們。雪倫會洗碗盤、陪芬奇玩積木。荷莉和傑洛姆會提供我避難所，他們說不論需要多久都無妨。愛會有很多很多。

尚恩和我會這樣做。我們會排除萬難挺過去。多年後，旁人會驚訝於我們的頑強。他們會問我們怎麼有辦法熬過來，這種事可以造成牽累和毀滅，可以從根本撕裂一個家庭。我們會沉默而感恩；我們會知道有很多像我們一樣的人尚在奮戰掙扎——很多人陷在泥溝裡，到處扒摸，盲目尋找一絲希望的光。**我們很幸運**，我們會想，**我們能夠拾起被疾病和破滅弄斷**

的線頭，縫接成一個新的故事。你在這個故事裡看見我們了嗎？看見我們高高舉起孩子，春天明亮的陽光在他們的髮梢閃閃發亮？

●

雪倫在我搬進荷莉和傑洛姆家當天的下午四點抵達。我們上超市買日用品——捲筒衛生紙、牛奶、雞蛋、墨西哥捲餅、盒裝濕巾。回到家，她幫忙我把非生鮮物品擺進樓下的儲藏間。雪倫可以做事做到手指受傷為止。她就像一條河，源源不絕流淌。為了協助我們，她因此有了方向。她向前流動，疊好尿布和濕巾，清潔了流理台，摺好無窮盡的洗好的衣服。我們忙於預做準備。這是我們僅知能做的事。煮菜後放冷凍，堆疊好擦乾淨。克蘿伊和芬奇下周開始去托兒所。他們會給圖案著色，學唱字母歌，而我會在屬於荷莉和傑洛姆的女兒的房間，緊抱住我的身體。尚恩會出門工作，雪倫會洗掉碗盤、用她的 iPad 玩接龍直到我們回家。我們會開零食吃，給孩子換尿布，我們會閉上眼睛等待，像一家人困在拋錨在某條鐵軌上的車裡。遠方傳來鳴笛，火車要來了。

●

艾薇上網搜尋有沒有人出過關於停戒處方藥的書。我們的友誼從《山坳》雜誌停刊後，因為我的失眠和病痛而變得緊繃。她在電話上告訴我，她不知道怎麼辦。我開始積極戒藥一周後，她說她覺得害怕，不知道該怎麼樣支持我。尋找有類似經歷的人是她希望幫上忙的表現。於是她四處搜尋相關遭遇，結果看到了很多恐怖故事：失落的故事，像一隻猴子被關在醫學實驗室的故事。但艾薇繼續找，找到一本即將出版的書，作者是一名世界級攀岩好手。書名叫《攀出死亡的指掌：苯二氮平如何使我失常》（*Death Grip: A Climber's Descent from Benzo Madness*）。艾薇要我上網找他。書雖然還未上市，但我可以找他本人。管道有很多。

於是我連上LinkedIn，「世界最大專業人才網絡」兼無名作家搜尋引擎。我搜尋麥特．薩米特（Matt Samet），他就在上面，像一道該死的陽光——這個人經歷過且熬過來了。這個人他懂。我必須聯絡這個麥特．薩米特，攀岩高手兼作家。我需要他，因為他是我眺望的遠方。寄出第一封電子郵件後他回信了。我欣喜若狂。他是彷彿無止盡的黑暗中透出的一束光。

我一星期寫好幾封信給麥特。他告訴我三不五時有人聯繫他，乍看是想尋求戒斷藥物的建議，但他稍加調查後發現對方是製藥產業的員工。他警告我要小心留意。協助他尋找方法戒斷苯二氮平的那名女性，就是這樣中的招。他告訴我，對方尋求她的建議，她回傳了《艾希頓手冊》的連結。雖然對方有偽述身分之嫌，她還是因私授醫療建議被起訴。官司最後打贏了，但也耗去她多年時間，她的諮商師工作也連帶被毀。「你可以熱心助人，」麥特說。

「但也千萬要小心。」我吞下他的話。他是我遇到的第一個能體會我所置身之黑暗的人。他歡迎我隨時寫信或打電話給他。「那是一種難以想像的恐怖。」他在信上寫著。「但既然你一直處於戒斷耐受狀態，最壞的情況你八成已經見過了。剩下只是需要很多時間。」

我跟他說芬奇現在三歲半，克蘿伊才兩歲。我跟他說也就幾天前的早上，芬奇第一次說出完整的句子。我在嬰兒床邊陪他玩，離開片刻去拿他的狗狗布偶。「媽媽，」他突然喊。「你在哪裡？」我抱起他忍不住低泣。克蘿伊晃進來看大呼小叫吵鬧什麼，我搔癢癢逗她，結果自己哭得更慘。麥特回信說：「我很同情你一邊還有兩個小寶寶。我們家也有一個，六個月大。你會還給孩子一個不被藥物綁架的媽媽，這絕對會是很棒的禮物。」

尚恩原本要我等到五月再開始減藥。他說他需要準備。他希望替造景旺季做好準備，他需要時間。對於接下來的事，我們的對話務實而枯燥：誰去接小孩？誰做晚餐？現在這樣要多久能結束？我發覺自己除了這些必要事務，已經不再對他說任何事，他也已經老早不再過問。我沒跟他說我感覺火燒皮膚。也沒跟他說克蘿伊洗澡時唱了那些可愛的歌。我們都在承受。我跟他說，他會需要情感支持，心理諮商之類的協助。「這麼多事，這麼沉重。」我說，向他釋出善意。但就算是這樣的示好，也像一片枯葉落向石牆。

「嗯。」他看向我身後。「我不知道……大概吧。我現在只想撐過每一天。」

第四部　巨焰火球

減五毫克

2012年5月2日

我在詹姆斯醫生監督下正式展開減藥。昨晚我減去五毫克樂平片，相當於藥量的一成。這裡應該寫首詩慶賀我奪回大腦。但我騙誰呢？我早已失去屬於我的字詞，但仍有眾多詩人支持住我。我今天想起智利詩人聶魯達的一行詩：「長存於詩的屋裡，僅有那以血寫下的，以及那用血聽見的。」

詹姆斯醫生說，最初幾天大腦發覺少了十分之一劑量後，我大概會覺得像坨爛泥，接下來四到五天，我會覺得火燒般難受。之後我應該會慢慢開始自我調節，準備再一次減藥。這個循環會持續十個月，也可能更久。這一切我不可能想得通，乾脆想也不去想。嘗試理解只是徒然折磨心思。

減藥第二天，我和雪倫帶孩子去動物園。芬奇瘋了似的，小小的身體在寬闊的人行步道上飛奔，大喊著看大象。我的橫膈膜抽緊幾次——一次在犀牛附近，一次在旋轉木馬上。我抱著克蘿伊騎在她的旋轉長頸鹿上。我撫著她的皮膚，想用指尖飲下這股柔軟。橫膈膜忽然抽緊，硬得像石頭，我的呼吸跟著停止了幾秒。我看著克蘿伊——那豐潤的嘴唇，歡快的笑聲。片刻過後，我才哆嗦著恢復呼吸。

晚餐後，我和尚恩單獨坐在後院。現在和他相處我好迷惘。他問我感覺怎麼樣，問得語氣平淡，音調沒有起伏，眼睛開開睜著。

「我能感覺到快來了，」我說。「就是，皮膚底下的螞蟻。也會反胃作嘔，但沒到很嚴重。我今天下午吃了些葡萄。」

沉默。我們之間的牆現在甚至有了紋理，我感覺得到。

「是嗎，希望吃了有比較好。」他回答。「我頭痛了一天。」

第一個星期的最後一晚，我醒醒睡睡好幾個小時。午夜剛過不久，我一陣灼痛，脖子右側像被捕獸夾鉗住。手臂抬不起來。我動不了。胸口一起一伏像鳥兒的翅膀，狂亂地想吸進空氣。痛得恍惚失神。我對著牆壁猛眨眼。我認得這些牆壁。我在荷莉和傑洛姆家，這是他們女兒的房間。這幾面牆壁很安全。現在是晚上。我在這裡是因為……**媽的！好痛……這是藥的關係。你不會有事的。只是肌肉痙攣。緊急剎車鬆開，所以大腦暴衝，全身都在暴衝，你只要撐住撐住撐住……**

我躺在黑暗中。好不容易我的右手臂抬得動了，我伸手按住脖子右側，發送信號要大腦放鬆。一陣痛楚竄向我的眼窩。**用力按**。過了三十分鐘，我的頭稍微轉得動了。睡意襲來。

等到鬧鐘響起把我叫醒，我脖子上的捕獸夾已經鬆開。

我爬下床，套上我的媽媽褲，我的皮膚極度敏感，媽媽褲是不會擦痛我皮膚的大寬褲。任何緊身或材質會刮皮膚的衣服，我現在都穿不了。如果可以，我會用雲朵裹住自己。我在六點鐘出門。荷莉和傑洛姆家位在鹽湖城市東側的山腳下。我開車回家會往市中心前進，不過車程用不到十分鐘，所以我來得及在孩子們醒來前趕到。

上午九點，我把芬奇和克蘿伊放進他們的汽車座椅，開車前往機場。我跟他們說外婆會搭大飛機飛來這裡，陪我們度過周末。我媽想幫忙，我經歷的事令她心痛淌血，她能體會。她曾經發怒、曾經爭吵、曾經說謊，但她會來到這裡擁抱我的孩子。如果我能承受，我媽也會擁抱我。能夠在她面前崩潰，我對此的感激沒有話語能夠形容。莫大的謙卑席捲向我。**媽媽——她會來這裡幫我**。

她在我們的上空，我對芬奇和克蘿伊說，她在朝我們揮手。尚恩出門採買去了，雪倫在我家樓下摺小褲子、小裙子、比我的手掌還小的襪子。

到了機場，媽媽帶著她的兩隻小狗奧莉薇亞和柴克站在路緣。我幫她把行李抬進後車廂，她滑進副駕駛座。兩隻狗在她腿上一陣騷動，爪子扒抓車窗。媽媽扭頭轉身看克蘿伊和芬奇，他們倆都衝著她笑。她搔搔他們的小腳丫子，接著轉回來看我。

「你**最近**還好嗎？」她問。

偏偏這個問題是最難受的。朋友問過一樣的話，我總是愣住，陷入懷疑的深洞。我該跟他們說什麼？設法描述我的感受嗎？我媽看著我，臉上浮現擔心。我對她說起昨晚——肌肉痙攣，深怕撐不下去——但她的小狗靜不下來，不是想爬到我腿上，就是想跳向後座，滿車作亂，小狗爪戳進我的大腿肉。我媽忙著訓斥牠們，被這一團混亂給拖住。我專心開車。

回到家，尚恩正在廚房盤點他買回來的食材。他今晚想做菜。我媽來作客，時序又入春了，他打算烤個牛排，拌個凱薩沙拉。雪倫一見到我媽和兩隻小狗便細聲發出尖叫，聲音提高了八度，衝著我媽不停拋出問題。我的頭陣陣抽痛。現在幾點了？下午四點半？距離孩子上床就寢還有四個小時，之後我就可以撤退回我的新家。四個小時。我把媽媽的行李提進客房，然後就站在那裡。一道電流貫穿我的右眼竄向我頭頂，過幾分鐘才消退。我在房間裡到處找。枕頭——該死的，我們需要枕頭。我媽的背不好。我一邊喃喃碎念一邊走進廚房，繞開雪倫和我媽化成的一團言談漩渦。樓下昏暗涼爽。雪倫的毯子堆在躺椅上。我坐一分鐘就好。我的頭怦怦搏動。心臟直像要跳出喉嚨。我認識這種感覺。會好轉的。**耐心等**，**深呼吸**。我聽見頭頂的腳步聲。櫥櫃轟然關上，尚恩為什麼老是非得弄出這麼多噪音？我的胃袋翻攪。**不**，**不**，**不**，**別現在吐啊**。我閉上眼睛，手掌按著額頭，用盡力氣按住。

「親愛的？」

是我媽。她站在我面前，眼裡滿是擔憂。

「寶貝，你還好嗎？」

我沒能忍住。這一切——喧噪的聊天、抽屜和櫥櫃大力關上的刺耳聲響、小狗的吠叫——

「我在這裡。」媽媽在我身旁坐下，握住我的手說。我的手下一秒緊抓住她的手。「我在這裡，孩子。哭也沒關係。」於是我哭了出來，啜泣聲從我允許自己潰堤的小縫隙湧出。我兩手握拳揉著眼睛，想要讓自己安靜。不能像這樣哭哭啼啼——我不想嚇到克蘿伊和芬奇。還有尚恩——媽的！尚恩——他煩透了這些，他受不了，他空洞又心不在焉而且，天啊，我他媽的真控制不住——

我一邊哭，媽媽一直用雙手握住我的手。她的手長得和我很像：手掌小，手指纖細，青筋浮突像藍色的樹枝。我跟她說我不知道自己受不受得了。我不知道要怎麼——

我一口氣哽在喉頭。我感覺靈魂與身體分離——不在體內，也不在體外，而是飄浮在之間。

我媽挨近我。她的身體溫暖我。光是握著她的手、靠著她的腿，就能感到安慰。我閉上眼睛調勻呼吸。

「你要不要喝點什麼？」

是尚恩。他僵硬地站在躺椅旁。他們倆都想幫忙，只是我們誰也不知道該怎麼做。

「好。」我說。「會好很多。謝謝你。」

幾分鐘後，他端了一杯薄荷茶和一片薄薄的酸種麵包下來。我心裡一揪，覺得輕飄飄的。尚恩回到樓上，我啜了口茶。媽媽陪著我，手依然握著我的手，另一手搓著我的脖子。

「你會捱過去的。」她對我說。「會很辛苦，但我在這裡，尚恩也在這裡，我們愛你，你**會**捱過去的。」她答應之後一個月會來一個周末——錢夠的話就多來幾天。

我點頭，抓著她的話當作支柱。我從未真正理解媽媽當初在海邊希望了斷一切是怎樣的心情。我知道她想了斷，也知道她試過了，但對我來說總只是個可怕的抽象概念。我記得十七歲的某一天，我早上醒來發現媽媽用刀把手腕劃得亂七八糟，纏上紗布繃帶蓋住。她的臉蒼白得像鬼。我那時候不明白，但我現在懂了。我也有好幾次覺得自己恐怕承受不住這種痛苦，好幾次心想我若一了百了，會不會大家都比較好過。我現在明白是絕望把我媽往下拖。絕望，再加上毒品使人脫鉤的力量，拉著她向下沉淪直到一無所剩。我緊緊握著媽媽的手。我感覺得到阻在彼此之間的東西少了一些。媽媽的手很軟，而她抱住痛苦的我，我們又在一起了，因為我允許它發生。**就是這樣了**，我心想，**我現在是透明的**。**再也無處隱藏**。

●

到目前我減量兩次——從六十毫克樂平片降至四十八毫克。詹姆斯醫生說運動會是讓大腦獲得良性激素的唯一方法。缺少運動我會爆發盛怒。這話是真的。上星期我有兩天沒推動我的關節和竹竿腿爬山坡，那兩天我的肌肉抽緊成死結，還流了幾個鐘頭鼻血。是誰都好，我很想往人臉上狠狠揍幾拳。

我能感覺到戒斷症狀即將出現，只要皮膚底下開始灼燒，像蜜蜂層層疊疊困在真皮層底下，氣沖沖地想鑽出來，這是麻煩將至的第一個徵兆。當蜜蜂的數量驟增，我腦中的苯二惡犬就會跑出來。這些苯二惡犬就像受虐的鬥犬，專門把彼此撕咬成碎片，除了憤怒沒有其他情感。只要苯二惡犬跑出來，我能做的只有走路，走得又急又快。最好不要說話，最好別和人互動。我天天走路，即便走得歪歪斜斜，即便我的肌肉依然揪緊。我告訴那位已經戒斷的病友麥特，只有把身體操垮我才感覺接近正常，否則只會湧上一陣陣憤怒或絕望。我跟他說有一次我和尚恩吵架，我衝出屋外搬了一根二乘四尺的木板到煤磚車庫去。那是我最憤怒的樣子，當時我甚至還沒開始減藥，我處於嚴重的戒斷耐受狀態——吞了六毫克的安定文，但所有戒斷症狀還是全盤發作。我不知道自己發生什麼事，也從來沒感受過這樣爆炸般的憤怒。我跟麥特說，我感覺自己就像一頭野獸，時而畏縮退避，時而齜牙咧嘴。我寫得充滿愧疚，但麥特立刻回信了：「我懂你說的這種憤怒：突來的沸騰爆發、心底醞釀的抓狂、情感解離和勃然大怒。」他要我撐下去。這是既定的模式。你減少藥量，你憤怒、沸騰、哭泣，接著穩定下來，待兩星期後再次減藥。

我為一年一度的猶他藝術節擔任文學藝術召集人超過十年。藝術節舉辦於六月底，召集工作只會持續一、兩個月，但尚恩覺得我應該推辭。我說不行。這條線連結著舊日的我，讓我覺得也許——只是也許，我還能找回那個我。因此當執行總監打電話來，問我願不願意在他們剪輯的藝術節宣傳影片中錄一段詩，我毫不猶豫就說好。我會睡飽覺，我會奮發走路，好讓我不會顫抖。我會抬頭挺胸，再一次成為曾經的我——哪怕只有一個晚上。

星期六，我放下尚恩、雪倫和孩子，前往市中心與迷失之子製作公司見面，他們是一個既有風度也會搞笑的攝製團隊。沃克中心是鹽湖城市中心最高的一棟建築，我們搭乘電梯上十六樓。獲准登上樓頂前還得先簽長長的免責聲明書。建築樓頂是一座十九點五公尺高的氣象塔，會閃爍藍光或紅光以表示晴天、陰天、雨天或下雪天。我們日落時分登上樓頂。有爵士樂團在僅隔幾條街外的加拉分中心（Gallavan Center）表演，我們一邊站在樓頂眺望整座城市，有種享受個人演奏會的感覺。

我穿上了我的李紫色洋裝和仿軍靴，向夜空大聲朗誦我的詩。攝影團隊替我架了長梯和能站上去的箱子，讓我盡可能站得愈高愈好。他們在我下方一、兩公尺處擺開陣勢，攝影機鏡頭朝上捕捉招牌亮起的霓虹燈光。黃昏時分通常是我放鬆準備入睡的時候，但這一天我有備而來。下午因為有雪倫看著孩子，我得以運動並睡了幾個鐘頭。我意識到，我至少能在這一晚重拾詩人之魂，是因為雪倫、我媽和荷莉各自發揮她們的母愛，敞開門扉包容我。

隨著時間漸晚，噁心和震顫開始發作，我心裡想著：**抓穩欄杆就對了……你明天可以好好睡覺，你會好很多的**。我發覺今晚我沒有媽媽拋下孩子的失落感。我站上他們帶來將我舉入紅光藍彩霓虹燈火的木箱，覺得自己很幸運能在人生中擁有這麼多愛。我的情緒好一陣子極度易怒、動輒發火，醜惡不堪，但今晚，愛使我謙卑。我很驚訝即便身體像在燃燒卻仍能有這樣的感受。回到嫩黃淡紫的房間以後，我沒有流鼻血，胃也沒像鬥牛犬的下顎咬得死緊，幾個月來第一次我倒頭很快就能睡著。

●

我戒藥六個星期了。尚恩、雪倫和我形成一套規律。我們是不穩定的三人組，但我們仍堅持著。尚恩白天鋪草種樹，回到家陪孩子玩一會兒，然後消失到車庫裡去忙他自己的事。雪倫睡覺、打掃，在我沒辦法的時候出門採買。我準備早餐、晚餐，送孩子去托兒所，然後努力戒藥。這成為我的工作，我唯一的目標——戒藥，以及確保芬奇和克蘿伊不知道媽媽生病了。除了戒藥以外，這是我的終極目標——盡可能保障孩子受到最小的影響。

後來有一天早上，我六點起床後開車回家，到的時候六點半，克蘿伊已經醒來了。我把她抱出嬰兒床的時候，她問我：「媽媽，你晚上去哪裡？」我全身竄過一陣涼意。我坐進搖椅，把她抱在腿上。我可愛的女兒，我的女兒知道。

「我去荷莉和傑洛姆家。」說完我等了等。我知道我必須誠實，也知道我不能對她說實話。

「為什麼？」

「寶貝……」我頓住，輕輕梳著她的金髮。她才兩歲半，頭髮還很少，但有一綹髮束稍微長過脖子。我用手指繞著那一綹頭髮。「媽媽只是有一點生病，醫生說我需要睡很多覺，所以……我去荷莉和傑洛姆家睡覺，睡得比較好。」

「你不能在這裡睡嗎？」

「可以呀，只是現在我在他們家睡得很香，爹地和我決定我暫時先到那裡過夜，這樣媽咪好得比較快。」

「喔。」她睡眼惺忪地說，手指摸著我脖子凹陷的地方，鎖骨之間的小凹縫。「但你還是都會回來？」

「是啊，親愛的。」我說。「我一**定**都會回來。媽媽答應你。」

「好。」她說。然後便沒再追問。

那個星期過幾天，荷莉跟我說他們晚上將有客人上門餐宴。她和傑洛姆長期支持地方一個環境團體。周五將有大型募款活動，活動協辦人晚上會到她家赴宴。民謠三重唱「彼得、保羅和瑪麗」（Peter, Paul and Mary）的彼得．雅羅（Peter Yarrow）也會來。

「歡迎你加入我們，想待多久都沒關係。」荷莉說。「我會做我拿手的紅椒燉雞。」

「我很樂意。」我微笑說。荷莉和傑洛姆喜歡宴客，而且每次都會邀我，他們知道我除非撐不住，否則總會留下來享受一夜溫暖的談話。

周五，替芬奇和克蘿伊蓋被睡覺後，我和雪倫站在廚房聊她的鼻子。她的鼻竇經常不舒服，她擔心這是不是代表她的免疫系統出了大問題。她不是鼻塞就是鼻水直流，她很擔心，怕這可能是大問題的先兆。這種話題能把尚恩逼瘋。他受不了她滔滔不絕抱怨這裡疼那裡痛，但我不介意。我明白這是她表達焦慮的方式，她會說到有人安慰她沒事為止。我跟她說，我覺得她不必擔心。最近是花粉旺季，早上經過超市我會幫她買過敏藥。她看起來寬心很多。我跟她說尚恩這一周會休假兩晚，從明晚開始。他說他需要離開去散散心，我同意，因為我知道這是真的。

屋外，尚恩在夏日昏濛的暮色下看著他的卡車。他離得太遠，聽不到我喊他，於是我揮了揮手等他反應。見他沒看到我，我轉身坐進我的車。我們互道再見已經淪為可有可無的形式。我們揮手點頭，然後轉身背對彼此。

開車到傑洛姆和荷莉家只要十分鐘。餐桌旁一共圍坐六個人。募款活動很成功。餐桌中央巨大的盤子盛著紅椒燉雞，周圍的小盤子堆滿沙拉和溫熱的麵包。有人向彼得．雅羅問起《魔法龍帕夫》（*Puff the Magic Dragon*）這首歌。他們想一口氣問清楚那個都市傳說是不是真的。這是一首關於嗑藥的歌嗎？是不是影射大麻？歌詞不是唱到「小傑．沛普」（沛普與紙捲同音，Paper）嗎，有人豎起兩根手指湊近嘴邊，做出抽菸的手勢強調歌詞裡的人名。彼得笑了，隨即正色對我們說：「純真永遠最難相信。」那首歌是為孩子而寫的，所有關於影射毒品的臆測都大錯特錯。

荷莉向在坐的人介紹我，說我目前會與她和傑洛姆同住幾個月。她溫柔地按著我的手，明亮的藍眼睛望進我眼裡。她甚至不用問我也懂。我點頭，我沒關係，我們相視而笑。傑洛姆送來一個親切的飛吻。我在席間待了一會兒，一直到感覺兩手發抖才起身告辭。彼得轉過來對我說，他今晚都還沒有機會認識我，方便再多待幾分鐘嗎？我走近他的座位，在他身旁蹲下，他很直率地問我為什麼暫住在這裡。他的態度慈藹和善，於是我堅定且不帶愧疚地說明了原因。他邊聽我說，目光也愈顯柔和。之後他伸手輕摸我的頭，彎身湊近我說：「噢，我可憐的孩子。天啊，天啊，我的天啊，這些事多嚇人哪，真的太**恐怖**了。」他語氣中的憐惜像個救生圈，有一間房子那麼大，我準備就寢前還抓著它。幾個小時後，當黑夜張開爪牙，我的胃揪緊成一團時，我也牢牢抓住它不放。隔天早上，我套上寬鬆的褲子開車去超市，依然把它就近放在身旁。

當天晚上，我把《魔法龍帕夫》唱給克蘿伊聽。往後一年我每天晚上都對她唱這首歌。我用這首歌裹住自己，每一次唱總忍不住要哭。我正慢慢學會為自己抓穩救生圈，放掉愧疚，輕輕撫摸我的純真涕淚縱橫的臉龐。

卑屈與驕傲

2012年6月

夏日一天天過去，我走出門，對著灼目的亮光眨眼。六個多星期過去，我減到了四十五毫克樂平片。早晚餵孩子吃飯，午後則縮成一球等待疼痛來襲。我問麥特是不是藥量愈減少會愈難受。他回信說：「是。對我來說，是的——我不騙你。常有的情況是症狀有一陣子會變得更多樣，隨著你的藥量減少，你的大腦受器為了回復平衡而打架，壞日子會比好日子多。」於是我扣緊安全帶備戰。每兩周減低一次藥量，之後幾天縮成一團，持續五到六天，接下來症狀會減輕成像是輕度感冒。沒事，不嚴重。再來就是再次減藥。

艾薇和另一位朋友一直寄信給我。艾薇還在鹽湖城，離我家只要十五分鐘，但我始終沒和她見面。要一邊表現得正常，一邊控制住可能沒幾秒就會出現的戒斷症狀實在太痛苦了。她說我就像隱居的修士。她用漂亮的手工信紙寫信。我還是沒辦法好好讀字，所以我把她的信放在床頭桌，不時用手指輕搓信封。我知道艾薇正慢慢疏遠，我不怪她。我們進《山坳》雜誌前就是朋友，當了同事後變得親密無間。我們一起出席餐會，也始終支持彼此的工作。現在我們的友情遇上瓶頸，因為從前的生活已經不再。尚恩和我不和朋友聚會，不參加晚間餐會或各家孩子會在後院追趕跑跳玩捉迷藏的烤肉派對。我們不在門廊乘涼或去誰的生日派對。尚恩不是工作就是爬山，而我把自己裹進了火焰的繭裡，沒有人知道該如何是好。

我問尚恩我們能不能去諮商。「我們需要幫助。」我說。「抗病過程拉得很長，我們需要支持。」我沒說出口的是，我在彼此之間無論何處都感受不到愛，這讓我很害怕。他說我找到合適的人他就會去，於是我到處打聽，找到布魯斯博士。我們去了諮商，尚恩帶著防備坐下。布魯斯博士是個善良的男人，像大大的泰迪熊，但頭腦銳利清晰。向他描述完過去幾個月後，他告訴我們，他開了很多年親職課程，昨晚的課堂上忽然冒出苯二氮平類藥物的話題。有個人沒頭沒尾突然就問：「安定文會成癮嗎？」布魯斯博士說完笑了。我和尚恩也笑了。哈。悲劇的荒誕，我笑得出來是因為，這藥雖然把我的人生撕成碎片，但我減藥也有幾個月了，我對自己是個好病人多少有那麼些驕傲。

安定文會成癮嗎？
只比海洛因容易一點點，嘿，可是大家都在吃呀。

諮商過程感覺還可以。尚恩得以說出他感覺**他**沒有空間可以生病喊累，而我也能夠聽見。布魯斯博士談到維繫連結的重要，也說可以安排時間約會，以助於回想起我們對彼此的關愛。我們以前也試過，但約會三、四次之後不是忘了，就是為生活忙得不可開交而喊停。布魯斯博士強調在我狀態好的時候，我們有必要盡量**維繫交流**。如果純粹只是忍耐，遲早沒戲唱。

諮商後我和尚恩去了一家很local的運動酒吧。我們坐進了露天座位區，因為室內每個角落都擺著電視，我感覺電視爬滿我全身，燈光刺目，影像粗糙、銳利，動得又快。我知道高度敏感是戒藥的一部分症狀，我能接受，我有一套辦法。我知道戒斷症狀出現要怎麼應對。生氣？走起來。焦慮？走起來。噁心？抬起屁股走起來。然後睡覺。並且吃得下多少是多少。

我們相對而坐。露台很安靜，只有兩個鬍子男聚在後側角落旁的吸菸區。我們聊天，我們大笑。我們討論社群網路有多瘋狂，我們就連日常生活的小事都幾乎忙不來了。「簡直把我淹沒。」尚恩說。「媒體、網路，所有的東西。我只想坐下來，重新體會安靜是什麼感覺。」我認同。

買單後，我走進用鐵皮隔間、燈光通明的洗手間。就在這時我猛然想起我忘記拿藥了。我痛恨的藥沒了，我頓時慌了。我衝出洗手間，衝出俗豔迷幻的運動酒吧，奔到大街上。我無處可去，將近晚上十點半，藥局都關了。

安定文會成癮嗎？

不吃下我的白色小藥丸，我很可能會癲癇發作，就這麼簡單。戒海洛因不會死。戒安非他命不會死。戒鴉片、大麻或抗憂鬱藥也不會死。但苯二氮平類藥物？安定文？是的，你可能會死。就是這樣。癲癇。大腦萬彈齊飛。剛才我還有些自傲，現在我嚇得驚慌失措。如果苯二藥丸是人，他們會放聲大笑，他們會說：**寶貝，以為控制住我們啦？想得美。你的大腦還在我們掌心裡。我們隨時能把你捏碎，勸你記住。**

我打電話給傑洛姆。他安慰我，要我冷靜，要我找一間二十四小時營業的藥局，他會聯絡藥局開給我今晚的藥。我無法想像傑洛姆要不是精神科醫師，我還能打給誰。換作是別人忘記拿藥或拿錯藥，或以為可以想停藥就停，又會怎麼樣呢？我在停車場差點嘔吐出來。

我和尚恩去了沃爾格林連鎖藥局，瞪著滿牆中國製造的塑膠玩具。我在一條貨架走道上走來走去，架上擺著一盒盒營養品、驗孕試劑和保險套。所有與尚恩維繫交流的念想，已經被我買不到樂平片的劇烈驚恐給遮蔽。我的恐懼是巨大的太陽，核心坍縮的超巨星，吞沒整片天空。

晚上十一點，我拿到我的白色小藥丸。癲癇危機解除。但我頻頻發抖。我忘了我還屈居人下，我的大腦還在努力回想怎樣才能自我調節，因為苯二藥丸潛入腦中，低聲喊「噓」要大腦安靜已經太久了。我因為差點失誤以至於腎上腺素飆升，當晚幾乎沒睡。但我活著。雖然睡不著，但我活著。這還是有意義的。

●

七月，能夠站在舞台邊，看著猶他藝術節邀請的優秀詩人和故事講者吸引大群聽眾圍觀，感覺真好。我一直很喜歡現場忽然間靜下來，聽眾向前聚攏，努力想在多個舞台交錯的音效之間聽清楚的樣子。而且多少能拿到一點酬勞。即使金額不大，我還是很高興能對維持家計有所貢獻。尚恩一直強調家中生計只靠他支撐壓力很大，我雖然覺得生活還過得去，但也內疚自己沒有更多貢獻。因此我笑容滿面站在藝術節會場。我走足了路也睡足了覺，防止戒斷症狀出現，但戶外逼近攝氏三十八度，嘈雜喧嘩，又須與興高采烈的人群進行基本互動，讓我有些吃不消。我在下午四點上台朗誦，指關節因為緊握麥克風而泛白。**不要緊，我是詩人**，我心想。**大家看到我發抖，會說詩人總是無可救藥的敏感**。回到傑洛姆和荷莉家以後，我流下濃稠的鼻血，流了幾個鐘頭。像一條河，一片汪洋。

昨晚我再次減低了藥量。睡不著。我對一切感到憎惡。早上起床接送孩子去托兒所的時候，他們像兩個小惡魔。克蘿伊咬了芬奇，芬奇嚎啕大哭，爬向大門要找爸爸，但爸爸早上七點已經出門上工去了。

藝術節結束後，我向尚恩保證未來不會再參與藝術展，不會再上台表演，除了戒藥不會再做其他事，直到大腦重新歸我掌控。殘酷的條件交換。表演、寫作和藝術是我的靈魂志業、我的愛、我的天賦所在，也是我的喜悅來源。但我卻不能做這些事。

●

我把支持著我的事，美麗的事，列成一張清單。我在狀態不好的日子反覆誦念，這能讓我不至於往黑暗陷得太深。讓我還能抬頭仰望。

一、雪倫和她始終想善良待人的願望。她洗好又摺好無數的衣服也沒有半句怨言。
二、媽媽雖然經濟不寬裕，還是每兩個月就會飛來陪我過周末。
三、荷莉和傑洛姆，和嫩黃淡紫色的房間。
四、荷莉和傑洛姆，和他們濃到能夠漆牆的愛。
五、克蘿伊用小女孩的嗓音唱《魔法龍帕夫》。
六、芬奇在早晨六點鐘嗚嗚叫。
七、克蘿伊說：「跟著節奏扭一扭。」
八、麥特・薩米特，我心目中的搖滾巨星。

九、詹姆斯醫生，他發誓會幫助我擺脫這個垃圾東西。
十、尚恩還守著這個家，儘管我們正在分崩離析。
十一、聶夫峽谷（Neff's Canyon），包容我憤怒重踏她的土壤。
十二、喜劇中心（Comedy Central）頻道。
十三、看《歡樂合唱團》，幫助我恢復平靜。
十四、燕子每晚飛來，在空中跳起絨幕之舞。
十五、天空美麗的色彩：夢幻柑橘橙、奶油珊瑚紅、青釉般的藍。

我看著這張清單，意識到自己有多幸運。我知道正在發生的事。我知道該有什麼預期。我的黑暗中亮著幾盞提燈。減藥進入一個月，我到處找書、找文章，凡是能讓我瞭解苯二氮平類藥物使用史的資訊都好。我找到羅伯特・惠特克（Rober Whitaker）的書《流行病剖析：仙丹妙藥、精神病藥物，與心理疾患的崛起》（*Anatomy of an Epidemic: Magic Bullets, Psychiatric Drugs, and the Astonishing Rise of Mental Illness*）[8]，二〇一〇年出版。這本書是一名調查記者深入探究各種精神病藥物，但有很長的一章探討苯二氮平類藥物。我讀到在一九六八年到

8 本書中文版《精神病大流行：歷史、統計數字，用藥與患者》由左岸文化出版，二〇一六年。

一九八一年間，樂平片是西方世界銷量最大的藥物，直到《時尚》、《女士》（*Ms.*）、《時代》等雜誌開始刊載文章宣稱樂平片比海洛因更要不得。我讀到樂平片失寵後，地位很快被贊安諾取代——比樂平片更速效、更強效的版本。贊安諾被推入市場，用於治療《精神疾病診斷準則手冊》第四版（*DSM-IV*）新增定義的「恐慌症」。

惠特克說，苯二氮平類藥物銷入市場治療單一種心理疾患，之後逐漸在無數用於治療人類疾病的處方藥中鞏固了地位。美國人似乎廣受恐慌所苦，而贊安諾和安定文便成了解藥。也難怪這兩種藥被視為陽光，彷彿是個小小的製藥奇蹟。對於嚴重焦慮或失眠的患者來說，這些藥立即見效。聽詹姆斯醫生說，急診室病患如果全身強直陣攣發作，現場會注射兩毫克安定文中止癲癇發作。這也是神醫最初開給我的劑量。狂奔的大腦撞上藥物的巨牆。但愈來愈多研究指出，這種藥用在干預突發狀況——也就是真的有必要一槌敲暈你的時候——效果卓著，但它的效力在用藥一周後就會降低。用藥六周後，很多人發現效果極小乃至完全沒有助益。但連續使用六周後，高機率會對藥物產生依賴。六周後停藥可能導致一波接一波的失眠，或焦慮。或經歷一次小小的精神崩潰。你可能會爬上屋頂嘶吼克里斯・康奈爾（Chris Cornell）《黑洞太陽》（*Black Hole Sun*）的歌詞，或者走進陰幽的草原決定一了百了。

這些資訊一個個黑暗不祥，但我也發現，這並不是美國第一次發布一種藥之後才發覺它可怕的破壞力。知道這些有助於我理解這整件事。瞭解我們不當給藥的歷史多少讓我覺得不那麼孤單。人類有一種迷惑的模式，一種我可以嘗試理解的傾向。從治牙痛的古柯鹼滴劑，到用鴉片治腸病和經痛，我們屢次帶著我們萃取的酊劑走進危險水域。但每一次新藥出了差錯，似乎都要等到經歷大量受苦和死亡，我們才能用真正明晰的眼光正視這些魔法靈藥。鴉片類藥物是這些致命藥物中最晚近的，而也是要到失去至親的人勇敢挺身而出，公眾才逐漸意識到鴉片類藥物成癮和過量給藥的風險。下一個輪到苯二氮平。我只是剛好排上了這個隊伍。而現在我正努力想要脫身。

我祈禱自己能快點回復正常人的飲食和睡眠。因為我希望成為浪潮的一部分，推動公眾對這些藥物的認識。我想活下來，然後我才能說：**是的，難以想像吧，但我們當初想像得到沙利竇邁[9]的藥害嗎？想像得到戊巴比妥[10]嗎，以栓劑進入市面用於緩解幼童緊張的巴比妥酸鹽類藥物？我們何曾想得到，用來鎮靜安神的藥丸竟然會緩慢瓦解我們的大腦？**

9 沙利竇邁（thalidomide），有安眠鎮定、減少噁心感的作用，一九五七年於歐洲上市，後進入日本市場。曾廣用於幫助孕婦抑制孕吐害喜，而後才發現該藥物會引起新生兒肢體畸形，稱為「海豹肢畸形」。

10 戊巴比妥（藥名Nembutal，學名pentobarbital），臨床上用於治療失眠、鎮靜、癲癇和誘導麻醉，長期使用會引起嗜睡、恍惚等副作用，並產生依賴性和耐受性，出現戒斷症狀。

我減到了十九毫克樂平片。開始減藥以來，我每個月與詹姆斯醫生會診一次。我長途開車前往南喬丹市，坐在候診室的平板電視前，佯裝我只是感冒，染了點風寒，沒什麼大不了。不時有人走進來在我周圍坐下，我們之間總是至少間隔一個空位。我們各自懷抱祕密。我們不是瞪著自己的鞋尖，就是望著候診室前方螢幕上載歌載舞的迪士尼電影。聽見金髮綁馬尾的護理師叫到我們的名字，我們連忙拿起隨身物品，露出淺淺的微笑，快步走進診間。

我在白色的小診間等了十七分鐘。到現在所有關於糖尿病和下背痛的衛教小冊我都讀過了。我看過了櫥櫃裡所有物品，也試戴過乳膠手套，手套耷拉在我細小的手指周圍，像尺寸過大的保險套。我想到如果在那些粉色或紫色的小冊子裡加入關於苯二氮平類藥物高成癮風險的資訊，會不會很有幫助。

我考慮在羅伯特．惠特克的網站「美國瘋人」（Mad in America）上把這個構想寫成一個部落格專欄。我第一次看到他的書以後寫信給他，他邀請我當部落格客座作家。到目前我寫過三個連載部落格，點閱者有數千人。我也把連結轉貼到臉書，希望資訊能觸及更多需要的人。也許我可以寫寫衛教手冊的事，我心想。粉色紙張帶有黑色的警告大框。說不定可以。等我度過這一劫。我懷著狂怒的意志在戒藥之路上挺進。我減低藥量，維持到穩定下來，然後再度減量。我的減藥步調一直保持得不錯，但三天前的晚上，失眠和胃痙攣又令人痛不欲生。我在小診間裡起立又坐下，做了幾下開合跳，接著開始兜圈子踱步，因為我只要坐太久就會發抖。

詹姆斯醫生猛然推開門，低下頭走進來。

「梅麗莎。」他向我打招呼，語氣熱情。「怎麼樣？」他撲通坐進電腦旁的椅子，伸出大手把蓬亂的紅髮往後梳。他看著我問：「你還好嗎？」

我停止走路，重心從一腳晃移到另一腳。下一秒我哭了出來。

「好好好。」他坐直起來。「好了……嘿，我在這裡。告訴我怎麼了。」

我停止搖晃，走向他面前的椅子，像是椅子有尖刺一樣小心翼翼坐下來。我的大腿發抖。我伸手按住大腿。我的手也在發抖。

「我又睡不著了。」我說。「星期二開始，我不知道為什麼。」我還在哭。我為了看上去清醒些才塗的睫毛膏，肯定順著臉頰淌成了兩行。

「這之前你都睡得還好嗎？」

「對，睡得還夠。但三天前……」

「睡不著了。」

「對。」

「大概睡了多久？」

「兩小時嗎？可能三……或者一小時？我不確定。」

「好。聽我說，這的確會發生，並不罕見。你的大腦只是在說它需要更多時間調整。這我們可以處理。」他抽了張衛生紙給我。「好嗎？」

他的兩手肘支在膝蓋上，身體前傾。他繫著大橢圓形皮帶釦，銀閃閃的外框裡，深紅色字母寫著「Toro」。我用衛生紙擤了鼻涕。

「這是最慘的，詹姆斯醫生。失眠是我最怕的。」

「我們可以處理。」他重申一遍。「聽我說，我會開給你思樂康（Seroquel，學名quetiapine），這是一種抗精神病藥。別聽了就嚇到。低劑量使用，它只會讓你昏睡過去。這能幫助你度過現在的阻礙。」

「我不想再多吃一種藥。」

「我明白，但現階段硬著頭皮苦撐，會讓戒藥更困難。相信我。」

「這有成癮性嗎？」

「有。但不會像苯二氮平這樣。我保證。」

我用衛生紙按著雙眼。我真想就此消失。

「我好討厭這樣……我**真他媽**的討厭這樣。」

「我知道，感覺爛透了。但**會**好起來的。我希望你現在的劑量多維持兩個星期，或者一個月。除非你晚上已經能睡飽覺了，否則先別繼續向下減藥。」他看向我的眼睛。「聽到了嗎？」我點頭。「很好，尚恩今天有陪你來嗎，還是你自己來的？」

「我自己來的。」我說著笑了起來。「天啊，我現在徹徹底底孤獨一人，真他媽太好笑了。」我笑個不停，笑到兩手按著膝蓋折彎了腰。尚恩去了三次就放棄與布魯斯博士諮商。他說布魯斯博士太喜歡我，表現得就像個「啦啦隊」。我來看診尚恩沒有陪過我。這片陰暗的森林裡只有我和詹姆斯醫生。我呆望著地毯，心底有什麼硬化成鐵。我站起身打起精神。

「我會沒事的，詹姆斯醫生，真的。我會先賞自己幾巴掌再開車。」

詹姆斯醫生伸手按著我的肩膀。「聽著，梅麗莎，我希望你把思樂康當成你的武器。得用藥物來擺脫藥物真的很沒天理，但這是我們最好的選項。當前最重要的是你今晚睡得了覺。我向你保證。」

「好。」我說。「好。謝謝。詹姆斯醫生，我喜歡你的皮帶釦，很漂亮。」我又笑出來，笑完卻哭了起來。「我的天啊，我太失控了。」

「梅麗莎，」他說。「看著我。就給它兩晚。我保證你睡得了覺。」

詹姆斯醫生把思樂康處方箋遞給我，陪我走向診間門口。

「真不知道沒有你會怎樣。」我說。「我覺得我大概做不到。」

「你可以。」他說。「你**會**做到的。我毫不懷疑，梅麗莎。你是個鬥士。」

五呎巨龍

2012 年 10 月

我目前睡得著，藥量維持在十八毫克樂平片。日復一日無止盡的戒藥過程令人虛弱且疲憊，於是我參加了互助團體。我知道我需要幫助。第二次聚會結束後，從社工轉職的諮商師把我留下。團體共有十名女性——有些在戒酒，有些正從厭食症康復，有些則在面對死亡——可她擔心的是我。晚間聚會結束後她希望單獨談話的是我。

我們才剛吹熄蠟燭，結束靜定冥想，剛討論完關愛及接納自己此時此刻的樣貌。大家魚貫走出以後，諮商師說她很擔心我。她說她是物質濫用顧問，在大學精神病院為戒藥的人主持互助團體。她和另一個為成癮症提供諮商——主要協助厭食症患者的朋友討論過，她們都覺得我的戒斷沒道理需要用上超過兩周。最多四周。我們站在她的辦公室。象徵**祥和**與**沉靜**的蠟燭和小石頭散落在她桌上。書架上排放著關於厭食症和女性付出太多愛的書籍。

她直視我的眼睛說：「我覺得你沉迷在你的戒斷裡。這沒道理需要用上這麼多個月。我擔心你求診的這個醫師在要你。」她說完等著。我站在那裡，看著她那些礦石、那些書、那些祥和的蠟燭。
我在幾秒鐘內化為火藥桶。我會竄成一道黑焰將她吞噬。我放慢語速，目光能把她的腦袋燒穿洞：「猶他州只有兩位成癮專科醫師，我的醫生是其中一位。對於苯二氮平類藥物對大腦的作用，他知道的比我見過的誰都多。我很有信心他並沒有像你說的在『**要我**』。」我感覺自己身軀龐大，投下陰影。我任由我們之間的沉默擴張。我待在原地。這個女人，這個愛與和平的諮商師——我想把她的喉嚨撕裂。
「你如果懷疑，我可以給你他的電話。」我說。我愈來愈巨大，我現在有六公尺高。我會用手指掐碎她的腦殼，用她那些漂亮的蠟燭擦掉手上的腦漿。她轉過身背對我，整理起桌上的紙張。我接著說：「我很高興你和我分享你對他的擔憂。對了，既然你是物質成癮顧問，想必對《艾希頓手冊》不陌生？」我一字一字經過計算，把音發得清清楚楚。這個女人用她的評論點燃了我的羞恥心。我覺得想殺人。
愛與和平的諮商師回頭看我，嘴唇抿成一線。她說沒有，她沒聽過《艾希頓手冊》。沒問題，下次聚會我可以把詹姆斯醫生的號碼帶來。她會盡力排出時間打給他。她只是擔心。對話結束。我站在原地盛氣凌人，看著她把那些紙張理成整齊的一堆。過了一分鐘，我轉過我的巨龍身軀走出門。
一星期後，尚恩住在愛達荷州的姊姊打電話來。她年輕時有過藥物癮頭，這顯然讓她無比順理成章認定我是個癮犯，尚恩和他媽媽是在「縱容我」，我把每個人耍得團團轉。**有過藥物問題的人是不是最容易論斷別人**，我心想，隨即又想：**不對，不是這樣**。事實是有些人就是混蛋。就這一件事，我老公也是個混蛋兼同謀，因為他竟然還替他姊姊的講道傳話，說她認為我在耍他們，說得像是她一字一字替他寫的。他反覆向我重申，他只是轉達她說的話，他的目光死氣沉沉，嘴唇沒有血色。就好像他只是負責舉大字報，他自己不用出聲，他姊姊會說出他但願能對我說的話。我不大確定要怎麼應對這種代理發言。「那只是她這樣說。」他重複了第三遍，好像這整件事與他無關。

對他們姊弟檔做出這樣的間接批評，我不知道該怎麼反應。因為沒有當面衝著我來的指責。沒有人指著我說：**你是個沒用的膽小鬼，少拿你那一套故事耍我們，你這個米蟲。還不回家照顧孩子**。老實說我還寧可這樣，這樣我們就能好好像兩條狗互相撕咬、激烈戰鬥，最後縮在地上一起抱頭痛哭。但這份敵意是從我背後來的，當我一轉身，尚恩就說他不懂我幹嘛生氣，這又沒什麼。

尚恩還說，現在他兩個姊姊都覺得沒辦法再跟我說話。他另一個住在猶他州的姊姊是藥廠業務代表。我最近一篇部落格文章提到，製藥龍頭輝瑞藥廠在二〇〇九年因藥物行銷詐欺，破紀錄支付了二十三億美元賠償金。我陳述這是史上最高金額的醫療詐欺賠償金，也是各類型罪案中最高額的罰金。我的部落格與尚恩的姊姊無涉，但她大概覺得受到攻擊。我對這激憤的批評啞口無言，覺得深受打擊，因為尚恩不只沒替我辯護，還若無其事地傳話，像是一邊啜飲啤酒一邊射飛鏢一樣。

儘管如此，尚恩希望我回家。他沒有這樣說，也沒往這個方向暗示，他只問我已經過了這麼多個月，為什麼還需要住在荷莉和傑洛姆家。我欲言又止，不確定該說什麼，因為答案明明這麼明顯。我還沒爬出這個地獄深淵。每日每夜，我都還在裡頭掙扎，我把自己拉起來，開車回家做早餐或晚餐，但每一天都還是會痛。他不明白嗎？他看不見我的體重還是一直掉，我的肋骨和髖骨稜角分明頂著我的皮膚嗎？他到底看見我了嗎？

我們在臥室裡談話，我提醒他戒斷有哪些症狀。我心想他只要能聽進去，就會重新感受到事情的真實。我意識到這種事有多難以把握，尤其我大半天都不在。我指出根據前後兩位協助我的醫師所言，完全戒藥會需要九個月到兩年的時間。他**知道**，他尖銳地說。他**只是問問**。說完他便轉過身去。他的敷衍令我感到一陣落寞。

過沒多久——是一天？還是一星期？總之我在超市，推車裡裝滿鬆餅粉和牛奶、尿布和洗髮精。在陳列早餐穀片的走道，靠近成條吐司那一側，我看到以前的一位瑜珈老師。我記得懷孕時上過她的課，我一直很羨慕她鬆軟的金色捲髮和她的瑜珈姿勢。她向我打招呼，用柔和的眼神看著我。「嗨，梅麗莎。」她說。「你**最近**好嗎？」空氣充滿一股怪異、虛偽的友好，與她柔滑的瑜珈笑容異常相襯。我轉移話題，聊起母職的辛苦，說到克蘿伊現在每晚會和我一起唱《魔法龍帕夫》，我有多開心。

她微微歪頭。我們的推車在走道上正面相對。

「我看到你發在臉書的部落格文章。」她說。「關於你成癮的。」她再度歪了歪頭。「你有沒有尋求協助處理這個癮頭？」

「癮頭？」我張大了嘴不敢置信。「我沒聽錯嗎？」

「一定很不好受。」

我想吐在她嘴裡。我想痛毆她那張柔軟的瑜珈臉。這個女人顯然根本沒讀我的文章。她就只是看到「藥物、成癮、依賴」這幾個字。我成了施用者，又一個糾結於快感的癮君子。我的手臂寒毛直豎。「我沒有癮頭，」我對她說。「這些藥有懲罰性。我吃藥治療失眠，然後才知道只要停藥不吃就會癲癇發作。」我說。「生理依賴，跟成癮是有差異的。」我正在蓄積能量。既然她問了，既然她用那雙瑜珈眼睛直直看著我，那我會告訴她。我會一口氣說出社會文化對「癮」這個詞的羞辱。我會告訴她那和我實際知道並感受到的相差有多遠。「苯二氮平類藥物和其他藥都不一樣。依賴一星期內就可能產生。」我說。我對她說，我寫部落格是因為這些藥物應當受到嚴格監督。相關的不實資訊這麼多，我希望傳播知識，我希望導正視聽。我是一列火車，我衝出了鐵軌，我將她給撞過去。

她把頭回正並打斷我，說她該走了。她一定沒料到會有火車。她推著推車經過我。她說很高興見到我，回眸拋下一個傷感的微笑。她祝福我好運。

剩下我一個人站在貨架之間，走道彷彿向兩頭無限延伸。我覺得空虛又憤怒。我氣她看不見、我們的文化看不見我們正在用藥物製造炸彈。這些炸彈在腦內爆炸，而醫學界對於究竟發生什麼事所知甚少。藥品一眨眼就通過食品藥物管理局核可，失敗的試驗全收進了抽屜。這個瑜珈小姐看著我，看到的是我們的文化描述的成癮患者的臉。其他的她什麼也不知道。

這間超市裡不知道還有多少人也在服用苯二氮平類藥物，其中又有多少人笑談這件事，拿自己的鎮靜藥丸當笑話講，說是禪定仙丹和派對糖果，渾然不知道也是這些藥會慢慢令大腦失調。多少人想得到他們後來冒出的腸胃問題、肌肉痠痛、無法解釋卻日漸嚴重的焦慮或失眠，全是他們吃的藥造成的？多少人被診斷為腸躁症、纖維肌痛症、慢性疲勞、或各式各樣不明確的神經疾病？多少人為了對抗這些幽靈症狀又拿到更多更多的處方藥。我想對著這個女人的臉大聲喊出這個大祕密：這些藥正在緩慢將人瓦解——慢到他們尋遍原因也想不到是這些安神小藥丸。

我還記得我讀到艾希頓醫生整理的手冊那一晚。benzo.org.uk 網站刊出多篇文章探討她和研究同事所稱的「遷延性戒斷症狀」（protracted withdrawal symptoms）。在已知程度的焦慮和失眠之外，戒斷苯二氮平類藥物的人還經常會出現知覺症狀（麻刺感、感覺麻木、四肢痛）、動作症狀（疼痛、虛弱、震顫、突發顫慄、抽搐、痙攣），以及眾多腸胃症狀，總結起來感覺就像你的胃化成了充氣脹痛的水族缸。根據艾希頓醫生所述，這些症狀「可能持續至少一年，偶爾也有無限期持續的可能。」我如果去看醫生，說我感覺麻木或虛弱，不時出現震顫或電擊感，他們可能會懷疑我罹患多發性硬化症或其他神經退化疾病。我如果說吃不下，因為胃痙攣且有灼燒感，他們會研判是克隆氏症或腸躁症。如果不是我自主發現原因，我可能會踏上一條駭人的求醫之路，或吃起某種駭人的新藥，治療一個根本不是疾病的疾病。

我獨自站在超市走道，心臟重重撞擊胸口。頭上螢光燈管亮得刺眼。音樂兀自鳴響經過計算的歡快節奏。隔幾條走道有一個小小孩哭了起來，她的哭號向上揚升，瀰漫在我頭頂上方。像這樣的時刻，美到哪裡去了？我感覺受到唾棄，被飽經練習的瑜珈笑容和瑜珈目光給打發去一邊。我知道人們可能會把我視為一個成癮者，但實際與這種看法面對面，即便我努力想要把話說開，現實仍然令我窒息。我像是被人往胸口揍了一拳，羞恥像一種疾病將我籠罩。

毀滅的黑色巨牆

2012年12月～2013年5月

芬奇現在四歲，被托兒所踢除了。我們知道這一天早晚會來，但我一直祈禱能再多等幾個月，再容許我減十多毫克就好。但芬奇語言能力有限，又經常逃出教室，讓老師疲於奔命。我們星期五在托兒所樓上的會議室會談。園長對我們說，他們真的盡力了。一個月前，他們把芬奇安排在小小班，發現行不通又嘗試讓他待在大班。他們裝設兒童安全柵門擋住幼兒教室，但芬奇還是逃脫了。他不睡午覺，拿起架子上的東西亂扔也聽不懂老師說不行。許久以後經過診斷，我們才知道芬奇同時也有自閉症，但當下我們只知道他容易生氣，每當周圍環境不堪負荷——小朋友喧嘩吵鬧，老師命令乖乖站好、乖乖排隊、乖乖把衣服穿好——他就會打自己的頭。老師們都快哭了。園方表示會留他到十二月中，但之後他們實在愛莫能助。我和尚恩在會議室與他們對坐。門邊的圓鐘走到下午三點。我們在這裡的時間到了。

我們表示非常感激。兒子現在需要我們，這我們明白。他的與眾不同很辛苦也很美，我們覺得很幸運，從我六個月前開始接受詹姆斯醫生協助戒藥，他們一次一次把逃跑的芬奇追回來。我們沒想到會這麼困難，但事實擺在眼前，這比我們想像得到的都要困難。

尚恩和我走出建築走向停車場。尚恩走在我前面。山頭的天空烏雲密布，樹枝纏結得像蜘蛛網。我們站在尚恩的卡車旁，討論接下來的打算。當前的答案很明顯：我必須搬回我們稱為家的房子。

「我這幾天會開始收拾行李。」我說。

「好。」尚恩說。「好主意。」

「東西應該不多。只有衣服和書，還有洗髮精那些用品。」

「嗯。」

「呃，那大概下星期一？我把東西帶回去？」

他點頭。

「好。」我們站了一會兒，雨水開始滴落。「那你媽媽呢？」

「她怎麼樣？」

「她會和我們同住嗎？繼續幫忙。我還有十五毫克要減。我不確定沒有人協助家事，我做不做得到。我只是……有可能還得再半年。」

「再半年？」尚恩火冒三丈。「怎麼會再半年？你減掉多少，三十多毫克，也就用了半年，怎麼會還要再**半年**？」

「只是……詹姆斯醫生說有可能。我還只是走在薄薄一層冰上，任何壓力因子都有可能往上增加重量，我就會再度失眠……尚恩……我腦中的GABA受器[11]很努力想要恢復，只是我們真的**不知道**它們線路重整需要多久。你不知道我有多急著想感覺到正常，想重新感覺像個人。」

「我以為你好很多了。」

「等我終於能不再吃藥，我就會好很多。每天十五毫克還是很高。一般的劑量是五毫克吧。」我補充說。「而且是偶爾吃。」

尚恩望向停車場遠方，嘴角緊繃，眼神冰冷。

「到時候可能還要再半年。」他說，沒有看我。

「有可能，我是說，我真的不知道。」

「我外婆希望我媽回肯塔基州。」

這就是尚恩**不同意**的方式。他自己說不出口，但代行別人的意思就可以。

11 GABA是一種神經傳導物質，與具有GABA受器的神經元作用後，能產生放鬆與消除神經緊張的效果。

「哦，她不是通常冬天才回肯塔基州嗎？陪她媽媽？」
「對。」
「她不能再多待一陣子嗎？」
尚恩拉開車門。
「她媽媽需要她。」他說。「回肯塔基州。」

●

詹姆斯醫生告訴我，最後五毫克可能是最辛苦的。天知道為什麼？他建議我，既然壓力增加——搬回家，回到全職主婦角色——我應該把步調放得愈慢愈好。有一種叫滴定（titration）的方法，就是把樂平片壓碎，溶進開水或牛奶，我就可以用毫升為單位計算劑量。量杯網路上就買得到，eBay很方便。YouTube也有無數樂平片滴定方法的教學影片，會和別人上傳的停戒苯二氮平藥物心路歷程的影片一起出現。也許我會邊摺小襪子邊看。我會排定當周菜單和詳細的滴定減量表，用幾乎察覺不到的毫升數減少我的藥量。我告訴自己行得通的。再花六個月或八個月又怎麼樣？我會回家陪著我兒子，我們會搞定這套滴定法。

我們和雪倫揮手道別，她在星期三搭機飛回肯塔基州。我和孩子做了一本圖畫書，列出「我們愛奶奶的事」。她陪伴我們八個月，現在她離開了。尚恩有片刻看起來很高興，慶幸我回來了，他媽媽可以去照顧別人了。我努力維持正常。我上網查肉餅食譜，研究怎樣訓練唐氏症幼兒如廁。某些資訊說，唐氏症孩子學會上廁所可能要花上一年。我在 WordPress 開了一個部落格，想到什麼就寫什麼。我不斷尋找能找回自己的方法，而這是其中之一。我寫我怎樣訓練芬奇如廁，把陪他在塑膠小恐龍便盆上等待便意，比喻成一堂乏味透頂的法語課。我寫下克蘿伊有一天用小手捧著我的臉說：「媽媽，我吃了你。」我寫下我的憤怒，寫長期使用苯二氮平藥物後大腦受器會如何受損。我寫「接納喜悅是人的道德義務」。我嘗試用我自己的文字駕馭我自己。

尚恩多半在他的書房裡忙，晚上我們同床。我們很正常。我們就像左右鄰居，會在後院烤肉、聊車貸房貸那樣的人。我們看體育轉播！上啊，猶他人隊！愛國者隊，加油！夜裡我數著藥丸，但我現在好多了。就快解脫了。我們告訴親朋好友，來年春天就會雨過天晴。

漫長的日子看著芬奇從前門到後門跑來跑去，一股腦兒想打開門鎖，看著令人傷心。到了上超市的時候，他在手推車裡又踢又叫想要出來，我只能徒然緊握住手把，絕望和無助在我心底纏繞成玻璃絲做的繭。然後是克蘿伊得了腸病毒流感。整整三天抱著她坐在沙發上，一手托著保鮮碗隨時讓她吐，一邊聽她哭喊「媽媽、媽媽」，火蟻同時在我的皮膚底下亂竄。假如沒有那件誰也沒說出口的事——尚恩和我關係破裂——隱隱在屋裡竄流，我本來或許還承受得住。關係撕裂的張力就像一塊被扔出去的石頭擊中了我，我無法擺脫它。

回家後的第一個星期，我雖然沒有更動藥量，我的腸胃還是罷工了。我吃不下，拉不出，也幾乎沒睡，這顯示我的大腦處於超速狀態，GABA受器運作不良。幾乎每個晚上我都縮在客廳的沙發上。我跟尚恩說我又瘦了近兩公斤，我現在的體重和我十一歲的時候一樣了。我說我感覺目前比這幾個月來都還要不舒服，他回答我，「沒這回事」。

我察覺他已經到達極限。他很久之前就已經到達極限。整個秋天他都在山裡長程健行。他一個人到猶他州南部露營。他徒步走了近二十二公里登上廷帕諾戈斯山，鹽湖谷的一座高峰，到了山頂卻癱倒在地上抽泣，在稀薄的空氣中卸下防備。他後來告訴我這件事，不敢置信似的。他活了半生，始終緊閉心門，只有在把身體操到筋疲力盡的時候，只有在他獨自一人的時候，才允許憤怒和悲傷流露。情感的損耗像火炬在筋骨裡燃燒。我們再也忍受不了。有好一陣子，我們對窒息的婚姻視而不見，假裝這種暈眩、這種麻木只是暫時的反常。我們一起裝作沒看到，因為承認關係已死殘酷到我們誰也擔負不了。我繼續做肉餅和鹹派、鬆餅和燕麥粥。我們依然像夫妻一樣同床，而我在深夜把藥丸壓碎倒進裝滿牛奶的小量杯。病熱如影隨形，我又花了半年從十五毫克減到五毫克。

●

五月初的一天，我脫下婚戒，扔進一個漂亮的盒子裡塞進衣櫥層架。我不知道這一天和其他日子有何不同。或許只是我也到達了極限。我沒有辦法說出我覺得我們的婚姻已經一無所剩。但我可以讓自己脫下婚戒的束約。我可以摘除這個象徵。

隔周，尚恩在某戶人家的院子裡弄丟他的婚戒。他開玩笑說自己一定是瘦了，婚戒原本戴得好好的，忽然就不見了。大概埋進萵苣旁邊的泥土裡了，他說。又說不定躺在肥料堆上，他不知道。我們互開玩笑，當作只是小事。沒什麼大不了，我們可以再買新的。

從五毫克開始再向下減，我的身體激烈抵抗。每晚我壓碎五毫克樂平片，把粉末倒進量杯內一百毫升的牛奶裡，喝掉九十八毫升，倒掉剩下的兩毫升。這是微量減藥，幾乎是最慢的速度。我一個人站在廚房，光線在角落投下陰影。把五毫克樂平片壓碎溶成毫升持續兩周後，我從一百毫升減至近六十毫升。我喝掉六十毫升樂平片牛奶，倒掉四十毫升。我不太清楚換算起來是多少毫克。我只知道感冒的感覺在身體裡盤桓不去。尚恩和我幾度嘗試做愛，他只要抓著我的屁股、我的脖子，我的皮膚就如火燒般灼痛。他每一次把我拉向他，我都會痛。尚恩撫摸我，可我的身體是一團冰冷、病弱的火。我配合裝出投入的樣子，希望獲得緩解，希望感受到撫觸的快感，但它棄我而去。完事以後，尚恩翻身睡著，我把身體縮成一個小球。我會盡可能繼續忍受這冰冷的火焰，但我也漸漸累了。

正常

2013年5月底～8月

事情發生時我很清醒，我眨著眼睛，伸手到眼前遮擋陽光。我開車載著孩子正要去小小運動館上星期六的翻滾課，那是專供嬰幼兒活動的國際連鎖體適能運動館。他們會把自己抛向紅色或藍色的軟墊。他們會模仿蝴蝶飛。我是那個沉默的母親，好像總是倚著牆，一走路就搖搖晃晃。

我們開在一條巷子，距離主幹道只有兩個路口，我的視力忽然模糊。路面標線晃動重疊。下一秒道路和汽車忽然全部憑空消失，我開在深似墨水的黑暗裡。我睜大眼睛眨了又眨。身後傳來芬奇嗚嗚叫。克蘿伊察覺到不對勁，喊了聲：「媽媽？」車流的聲響變得異常鮮明：一輛車從旁超過、一聲喇叭。我兩手抓緊方向盤斑駁結塊的皮革，渾身戰慄。我腎上腺素飆升，頓時間反應奮起。我點踩煞車，往右打方向盤，聽到車胎吱嘎輾壓小碎石的聲音馬上重踩剎車。尖厲的喇叭長音。有人衝著我大喊「去你媽的，開車不長眼啊」。三十秒彷彿有一輩子那麼久，三十秒後我的視力恢復，眼睛對著明亮的天光猛眨。我的車頭歪向路邊，距離圍住樹叢的白色防護欄只有幾公分不到。我往右偏轉的時候，誰都可能站在那裡——小男孩或小女孩蹲在人行道上用粉筆畫彩虹、寫自己的名字。什麼人都有可能。

●

白天突然失明的那天晚上，我跟尚恩商量暫停減藥。我花了一年半的時間在幽冥中扒抓，奮力想擺脫我吃了一年半的藥。我目前徘徊在接近四毫克樂平片，而我真他媽的累了。尚恩聽了很高興，說他只想要正常的生活。園藝造景旺季又快到了，他需要我支持。我們講定了。我打給詹姆斯醫生，他要我維持在五毫克樂平片。戒斷這麼辛苦，先喘口氣對我也有好處。我可以先增加些體重。入秋後再重新開始滴定減藥。

之後我們的確找到類似正常的感覺。我每天帶芬奇和克蘿伊去游泳池，念《魔法靈貓》和《湯瑪士小火車》給他們聽。我起床站得起身。我能走到公園不用彎下腰休息。我到超市採買不會把推車扔在早餐穀片走道，驚慌地想逃出眩目的螢光燈和刺耳的噪音。

八月我上起卡波耶拉課，這是一種巴西武術，看上去彷若舞蹈。我朋友莎迪娜和她先生戴夫學習卡波耶拉多年，他們鼓勵我也去上課。課程內容很耗體力，很多動作像是特技雜耍，我不禁覺得這恰恰好能比喻我當前的生活：既像玩耍又像跳舞的戰鬥。卡波耶拉美麗、激烈，更棒的是它讓我感覺正常。我但願能把這種感覺帶入我和尚恩的關係。我一直希望我們之間的緊繃能緩和，但現在卻覺得更僵固。想到我們共同經歷過的一切，我不由得備感心碎，但即使已走到了這裡，我也必須放手。我們已然成為彼此孤獨的見證。我反覆提醒自己，**失去**，不是人控制得了的。

每當傍晚的魔幻時刻到來，金光烘染山嶺。我會帶著克蘿伊到屋外，教她認識鳥兒的名字。她快滿四歲了，很喜歡和我坐在門廊上指著樹木和天空：麻雀、啄木鳥、知更鳥、雀鳥（finch，與芬奇同音）。「是啊，親愛的，」我說。「我們用小鳥的名字替哥哥取名唷。」

我發信給麥特，說正常的氣息真美好。他回信說我果真是戰士，我的腦會繼續好轉的。仲夏裡，我接到一件兼差工作，替一個非營利單位寫募款文案。我也讓克蘿伊幫忙我完成一件小鳥和復古壁紙的拼貼作品。我幾乎忘了好心情感覺有多好。但也有些什麼和從前不同了。

對藥物的依賴使我懷著莫大的謙卑下跪在地。也是因為跪下我才體會到，成為母親就是從此必須自己握起自己的手，自己拭去自己的淚。在我此生最深的孤獨中，我與自己的恐懼和不安找到一種親密感。經過這麼多次抱著肚子忍耐胃痙攣，或者在我感覺站不住的時候看著尚恩兀自走開，我找到了自己的力量。我感覺自己像一棟房子，遭遇大火卻猶然挺立。在我的生活被毀滅，象徵性地燒毀夷平後，我獲得了新生。新的煤炭點燃了。我能感覺到炭火的溫暖擴散開來，火苗在我體內跳動放光。

●

龍捲風襲擊奧克拉荷馬州摩爾市，千哩外的一座城市，就在今天。新聞滿是相關報導，討論不穩定氣團、深層風切、超大胞雷暴。我不知道這些代表什麼意思。聽起來專業又嚇人，總結便是形成了強烈風暴，把天空染成紫色，再化成青豆色，接著龍捲風驟然降臨，彷彿上帝之手把空氣攪打成時速三百公里的狂暴渦流。龍捲風在地面肆虐了四十分鐘，橫掃二十七公里，包括了奧克拉荷馬州人口密集的區域。我難以想像。當地民眾接受採訪——他們的家被掃碎成片，他們總是站在及膝深的碎片堆中——說龍捲風宛如「毀滅的黑色巨牆」。

我沒去過奧克拉荷馬州，但我很想知道這些人會怎麼把生活拼湊回去。一個人要怎麼在生活覆滅後重新恢復？從殘骸中翻揀嗎？還是填好表格交出去後堅守希望？或者就這樣認損，離開到遠方去重新開始？

我連續兩天看著龍捲風的影片報導。我想到法國哲學家西蒙．韋伊（Simone Weil），我一直努力讀她的著作，我真心覺得她和我讀過的所有希臘哲人一樣聰穎一樣善良，就連卡繆也認為她是「我們這時代唯一偉大的靈魂」。韋伊的《最初與最後的筆記本》（*First and Last Notebooks*）探討人的身體與靈魂受苦之間的關聯。她的遺世著作寫於第二次世界大戰期間，當時她已因肺結核而奄奄一息。**她溫柔得像菩薩**，我心想。她談到抵抗受苦是射在靈魂上的「第二支箭」。第一支箭是原初的苦難。抵抗這令人傷痛的事物則是第二支箭，第二支箭也許更教人痛苦。**不要僵著**，我想像她說，**靠上前吧**。**即使艱難也是美的**。**就連那也是生命令人敬畏之處**。

我把龍捲風席捲當地小學的事告訴尚恩，他無動於衷。他說中西部很習慣龍捲風了，那裡的人很快會收拾重建。我說電影院和墓園都被連根拔起。「你能想像嗎？遺體飛到半空中？電影院座位被扯下來，甩進幾十公里外的農田？」民宅被夷平，我說。油罐車像糖果紙一樣被吹捲上天。但我沒有說韋伊相信鄰人之愛最充分的展現，就只是懂得說：**你經歷了什麼**？我沒有告訴他，我很希望能去到那裡。我希望能握著他們的手。

「難免的。」他說。對我的感想置若罔聞，好像奧克拉荷馬州不過是印刷精美的旅遊雜誌裡附的摺頁小冊。

「但這次很嚴重。」我說。「這一次真的真的很慘。」

隔天晚上我和尚恩吵了一架。我們開車在路上，要去莎迪娜和戴夫家共進晚餐，我們從我四十歲生日派對後就沒再見過面。莎迪娜和我在同一時間懷上兒子，甚至在懷孕九個月時還一起辦了場詩歌表演。我還沒認識尚恩就和他們是朋友了。對他來說，他們只是泛泛之交。對我來說，他們代表了從前的我。我在車上跟尚恩說，我星期天有一些編務工作，只是個短差，但有錢拿。我在戒斷期間一直沒有工作，趁這個機會感覺可以對家計有些貢獻。我想做。尚恩繃得像一面鼓，他說那一天他已經想好要去爬山。我們愈說愈難聽。我們是混帳。我們愚蠢又醜陋，盲目在路上飛馳，什麼也阻止不了我們。這是踏到蟻丘的那種爭執。只踩了一步，螞蟻就像潮水湧上膝蓋和大腿。我張嘴想說**先等等**，但螞蟻便接著湧入我嘴裡。爭執沒有結束，只是我們駛入了莎迪娜和戴夫家新房子的新車道，尚恩直直瞪著前方的新車庫和新油漆。幾分鐘後，他的臉依然面向車庫，他說：「很抱歉你這麼生氣。」

我回答謝謝。我們就坐在那裡，話語如死去的動物躺在我們之間。我們推開車門下了車。我用衣袖擦拭嘴角。尚恩大步搶在我前面按響門鈴。「哈囉，哈囉——真高興見到你們。」親吻和開朗的笑容。我們創造出美滿的假象。這裡沒有血，沒有碎玻璃，沒有船沉向深潭。我們簡直太擅長了。我們好久以來都是這麼做的。

過了兩天，尚恩出門爬山後，安遠道來訪。她不再像之前那樣定期來幫忙我。她的纖維肌痛症惡化，經常處於疼痛。我很感激她只要有辦法就會來一趟。我利用她在的一小時躲避到後院，院子裡雜草蔓生，但長草間開滿深紫色的鳶尾花。我開始書寫，傷心隨即一湧而出。尚恩和我，不再了。這股悲傷在我心中升起。我被失落吞沒。我一如既往看向天空。兩隻知更鳥在空中玩耍，扭打了一會兒後，俯衝向後院的大樹，隨後又再度飛向空中玩耍起來。我想要的是這樣。我一直希望我和尚恩能找回的就是這個，可是現在我們之間只有悲傷。悲傷誕生自我們深知彼此熬不過這一關。我幾乎可以肯定，但暫時我還會在否認中飛繞。領悟的種子靠強迫是打不開的。這我知道。我知道我會繼續飛繞，繼續哀鳴，直到明澈的領悟浮現。至於現在，悲傷的熱氣在我胸口悶燒。我們是這麼的盡力，我們兩人都是。但有時候，求活這件事本身就會毀壞其他事物。

失眠側錄

2013 年 11 月

《ABC世界新聞》的製作人在電子郵件中告訴我，她有個姪子就診拿到苯二氮平類處方藥。詳情她沒說，只說她很震驚他的變化。她希望盡快安排採訪。我從夏天以來一直維持在五毫克樂平片，尚未重新開始滴定減量。家中的壓力高張，我現在單純無法面對戒斷的絕望。第一位製作人來信幾次後，表示她家裡有要事，她會把這個報導交給另一位外包製作人。過了幾天，連恩．高德斯坦（Len Goldsteine）來信，他說他們需要情節來推動故事發展。他們需要起承轉合，需要苦痛。問我同不同意拍一支影像日記，用手持攝影機記錄減去最後五毫克的過程？

我一整天都在考慮答應拍這部影像日記。死亡無處不在——何不用影片記錄下來？何不揭露我自己，以揭穿更大的不義？我找荷莉說這件事，她說她懂我的意思，但我真的想把自己扔回戒斷的地獄深淵嗎？現在？在我和尚恩疏離到似乎再也無望的時候？這一切不會太過頭嗎？她問我。而且這不就是我想避免的媚俗煽情嗎？

是啊，她說得沒錯。就算是美國廣播公司，也難保他們不會把整部影片剪輯成五秒，那意義何在？我回信給連恩，表示我不打算拍影像日記。我說 YouTube 上已經有無數戒斷過程的影片。上百部。他們可以去徵詢使用許可，但老實說，這些影片並沒有多吸睛。苦痛是安靜的，我跟他說。影片中的人說話很慢，話音滿溢急切，但影片裡不見血。影片裡沒有針筒或煙霧，只有人來回踱步，只有抽搐和震顫，只有感覺難以估量的重量壓在他們身上。他在當天回信，說他們需要一些影像穿插在訪談片段中間。我有沒有瘦得不成人形的照片？或者我願意用影片記錄揮之不去的失眠？我同意記錄失眠，雖然我的失眠現在已受到控制。我穩定維持在五毫克樂平片，晚上平均能睡六或七小時。還是會有難捱的夜晚，但過了這麼久，我能接受偶爾只睡兩、三個小時。製作人說他會快遞一部紅外線攝影機給我。他要我晚上用 iPhone 自拍。**說現在凌晨三點，你醒來多久了**，他在信上說。**總之說點什麼。我們該動工了**。他們想在十二月底播出這個片段——最晚一月初。

攝影機寄達以後，我把它架設在床腳。我盡量避免尚恩入鏡，但還是能看到一小截腳，偶爾會有一段手臂。我錄了五個晚上，有兩天晚上失眠。影片畫質粗糙，內容無趣。我爬上床躺下。我翻來覆去。我坐起身空瞪遠處，希望這能增加些情節。我發覺自己努力想增添戲劇性，於是我爬下床喝水。我如常走進客廳。回到床上往枕頭躺倒時比往常多使了些勁。我努力表現出疲倦。我在替美國廣播公司演出憔悴枯槁的樣子。

我寫信跟連恩說，失眠側錄的影片很無聊。他要我不用擔心，繼續錄，內容無聊他們會處理。有一晚我走進浴室，架起我的 iPhone，打算錄下鏡子裡的我。我剛看完一集喜劇演員吉米・法隆（Jimmy Fallon）主持的深夜脫口秀。我模仿他的酷勁，練習三、四次之後學得唯妙唯肖。我做了一段我形容是「#認識苯二氮平」的表演，在清晨四點十五分寄給連恩。他回信說我很搞笑。繼續寄內容來。我知道他們不會用的，但這些夜間日記給了我發揮創意的管道，讓我可以嘗試表達苯二氮平類藥物的兇殘。我可以說得很好笑。我可以說得悲戚又好笑又尖酸。我可以引用大眾文化。我知道那些樂手談論過贊安諾和克癇平。我知道喬恩・史都華（Jon Stewart）的笑哏。我都知道。

我一晚接著一晚把錄影寄過去，連恩跟我說，他們很快會有一名特派記者飛去。事情要成真了。我發覺我試遍了做法。我急欲想讓所有人看見苯二氮平類藥物可以有多可怕，能如何把你的人生撕成細碎的破片。我心想如果我夠好笑，大家就會聽；如果我真誠表達疼痛，大家就會聽。但事實是，我怕大家根本不會聽。我怕大眾會嗤笑這整件事只是醫療上的異例個案，或者當我是滾石樂團歌詞中的老哏，樂平片這個「媽媽的小幫手」一不小心幫了倒忙。

尚恩和我為了我上電視的事而爭執。我坐在床上，他站在梳妝台前手撐著桌面，他說我就想要聚光燈，想要我的名字亮晶晶高掛空中。我說我在乎的只有能不能救助其他人免遭我們經受的苦境，但他的怒氣一釋放已止不住，有如拿著一柄鏟子輪流猛敲我的頭和他自己的頭。「你是個自大狂。」他說。「人來瘋，上了餐桌就高談闊論。我只是努力想養大兩個孩子的平凡人。」

一天晚上，我提出分居的想法。我坐在客廳裡。尚恩和我已經哄孩子上床睡覺，他走出來，站在廚房到客廳間的門檻看我。就連此刻我們之間的距離也感覺很具體。他站在門口，不進來也不出去。我們處在一個不上不下的狀態，而我受不了這樣。我想著分居想了好一陣子，但今晚以前始終沒說出口。「或許我們可以分居試試看。」我說。「就算一小段時間也好。」苦楚在我胸口重得像鐵砧。「尚恩，我們失去自己了。」對話沒有個結論，因為我們誰也踏不出最後那一步。尚恩說他也想過，但分居後的悲傷不知多大，他無法面對。我坐在原處看著他在門邊用手撐著身體。「我知道，我明白。」我說。「我很抱歉。」彷彿我的絕望能讓局面好轉，彷彿這樣就能消除吞噬我們身體的悲傷。

耶誕假期周到來，我說服尚恩給我們的關係最後一次機會。這是我的「庫伯勒－羅絲時刻」，伊麗莎白·庫伯勒－羅絲（Elisabeth Kübler-Ross）於一九六〇年代末普及了悲傷五階段的概念，我正在經歷**否認**階段。又或許我正處於**討價還價**階段。很難說，但有種感覺忽然攫住我，好像只要我們夠努力嘗試，就能找到方法回到彼此身邊。耶誕節前幾天，我們坐在書房裡，我興奮地說：「我們做得到！我知道我們做得到。」我們都同意，我們會盡一切所能走下去。這段日子是一場災難，一場規模壯大的風暴，但我們能夠一起平安返岸。我們信誓旦旦，光想到就喜不自勝。還沒有必要結束。我堅信這點，因為這是我的最後一條繫索。我已經失去太多。我想要相信我和尚恩能重建愛的家園。我們都想這樣相信。

尚恩弄來一棵大耶誕樹，克蘿伊幫忙在底下三層掛上小玻璃球和金絲帶。我把絲帶繞上樹的上層，再安上我在藝品店找到的一組紅雀掛飾。燈一點亮，芬奇就興奮得抓狂，扯下樹上的燈泡往嘴裡塞。我們輪流轉移他的注意力，最後他埋首鎖定我鋪在沙發上的耶誕襪，找到什麼就往裡頭塞。後來我在襪子裡找到香蕉皮、壞掉的發條小汽車、一捲透明膠帶，還有我的手機。

安在耶誕節一早來訪。她坐在餐桌旁她習慣的座位，捧著一大杯咖啡，我們頻頻提醒孩子，等吃完爸爸做的培根歐姆蛋**之後**才能拆禮物。等待的同時，兩個孩子搖搖晃晃走到客廳窗邊，兩手貼著玻璃往外瞧。昨晚下了一場大雪，院子現在像個柔軟晶亮的枕頭。耶誕樹在他們身後亮著燈，五彩繽紛的禮物散落樹下。我走到芬奇身旁對窗戶呵氣，牽起他的手指畫了一個愛心。

「愛心。」我說，而他一臉驚奇地抬頭看我，彷彿我憑空變出兩條弧線。

「愛心，媽媽。」他說。這個美麗的孩子。這一刻我驚覺，不是我在教他**我的**語言，是他在教我他的語言。欣喜。連結。這些是他用的字眼和他訴說的概念。他不在其他事物上浪費時間。

吃完歐姆蛋，把最後一些培根丁挑給芬奇。如果可以，他樂意每天三餐都吃培根。之後我們移到客廳，我扮起耶誕老人分發禮物，孩子們則拆起禮物盒。克蘿伊自動教起芬奇怎麼撕包裝紙。她的手指比較靈巧，芬奇也欣然抓著盒子讓她把紙撕成碎帶。尚恩和我挨坐在沙發上。我把兩腿跨上他的腿，他一手輕輕放在我的大腿上。我撫著他手指的輪廓。一切都那麼美好，一切感覺都對。我們是一家人。我們在一起過耶誕節，沒有爭吵，只有撕著包裝紙的小手，和打開盒子發現橡皮球、火車組、綠色和藍色積木小象後開心的笑聲。

安坐在窗邊。克蘿伊跑過去把剛才撕下來的碎綵紙拿給她看。安連連發出驚嘆，克蘿伊把綵紙扔在她腳邊又跑回樹下，殷切地看我。她還想要更多。她正身處在孩子的天堂，撕開每一個禮物包裝，恣意把緞帶和碎紙往天上拋。

「我喜歡耶誕節。」安笑著對我和尚恩說。

「我也是。」我說，五根手指與尚恩的手指交握，往他依偎得更近一些。希望與耶誕節的光輝使我們充滿信心。此刻有這麼多的美，這麼多溫柔。下午，我和尚恩帶孩子到屋外堆雪人。我拿來圍巾和胡蘿蔔。芬奇和克蘿伊一頭往雪裡栽，陶醉於周圍軟如羽毛的雪。之後，安煮了熱可可，尚恩和我合力組裝了芬奇的火車組。我拿出玻璃白板筆，我在窗戶上畫了海洋、鳥和天空，擦掉後，我教克蘿伊畫了一間房屋，屋外有花和竹竿人。「這是爸爸。」我指著比較高的人形說。「這是媽媽。」我們看向窗外。我們正在創造新的生活。今天是耶誕節，我們有機會創造全新的事物。我們會播下新的種子。我們會一起重新長出我們的根。

●

連恩・高德斯坦和一名加州特派記者明天會來。現在是一月初，我已經寄去無數用iPhone錄下我一整晚爬上床又爬下床的影像，也把我知道的苯二氮平相關資訊都盡量寄給他們。尚恩和我之間的暖意僅僅持續了幾天。我們共度了耶誕節，那算得上是點什麼。但第二天，一股寒意就再度充斥在我們之間。我只要開口想跟他說任何關於電視採訪的事，寒意就會轉為冰冷。我跟他說我還不知道他們會從什麼角度切入。他什麼也沒問，只說希望不要牽扯到他。連恩跟我說，他們會拍攝我半天，再接著拍攝詹姆斯醫生。詹姆斯醫師會是他們的專家顧問。他會談到苯二氮平類藥物的高成癮可能性，只要用藥兩周就會產生嚴重依賴，這時一旦停藥就會癲癇發作。而當他們問他苯二氮平是不是娛樂性用藥，他會放聲大笑。我能想像他擺著大手解釋，服用這類藥物的人絕大多數只是遵從醫囑。如果醫生開立處方限特定情況使用，那就沒事。偶爾使用不會引致成癮。但全科醫師開立長期處方的情況不斷驟增，服用這種藥變成常態，連帶使得在不自覺中成癮的人數上升。

他會說明常見的一種情境，有人的苯二氮平類處方藥吃完了，決定過幾天再去領藥。不是大事，沒什麼吧。結果在冷顫、四肢震顫、噁心感中驚醒。他們可能以為自己染上重感冒，某種新型流行病毒在全身上下肆虐。他們不會知道，至少一開始不會，他們感受到的其實相當於毒癮發作。詹姆斯醫生會告訴他們，服用苯二氮平類藥物不會有多巴胺上升的欣快感，不會感覺身體充能或超能力爆發。你只會覺得不吃藥就會死。詹姆斯醫生會在診間乾淨的小椅子上挪動高大的身形。他的紅髮會在螢幕上熊熊燃燒。他會簡短提到GABA受器，他的存在感會極度強大、極度可靠，大家會明白現在發生的事與過往不同。我想像他比較苯二氮平類藥物流行與鴉片類藥物的弊病。他會說苯二氮平類藥物也一樣危險，只是我們對它的認知還落後十年，因為這一類藥物的作用太鬼祟了。它們比其他藥物更複雜，對大腦的作用破壞力更強。詹姆斯醫生會讓大家明白，這些小藥丸正在殺人於無形。他會讓他們明白的，他一定會。

後來，我沒有強迫尚恩，但他願意，他決定參與，他同意接受採訪，也覺得可以讓孩子們入鏡。連恩保證會很簡短。孩子只會用於表現我是個媽媽。他們會拍我在街上慢跑和對電腦打字。**她是個母親**，畫面會這樣述說，**她是個作者也是運動好手**。他們會拍下藥櫃。**而這裡**，攝影機會說，**是她服用醫生處方藥後的大腦**。

自耶誕節過後，我和尚恩之間就存在一道沉默。依然有很多話沒說。我們彼此一直都把心情和怨恨藏在那張比喻的地毯下。苯二戒斷是如此尖銳，除此之外無處安放。而今怨恨和誤解已經大到我們不知該從何說起。我們滿心希望所有的衝突和怨懟自然消散，但一大堆受傷的感受藏在地毯下，屢屢將我們絆倒。我們循著生活的架構行走：出門採買、洗衣服、找鑰匙。我們之間雷聲隆隆，但此刻暫且還能忽略。美國廣播公司要來採訪。我們可以專心在這件事上面。

星期二上午九點，連恩．高德斯坦按響我家門鈴。我穿了一件長春花色的洋裝，配灰色側釦短靴。頭髮用吹風機吹整過，跟我上了睫毛膏的睫毛一樣又長又直。我開了門。

連恩站在門前，啃著小指頭的指甲。他身高一般，眼下有黑眼圈，鬈髮在頭的周圍蓬成一團團。

「梅麗莎？」他問。

「誰？」我回答。我故意打趣，然後笑了。

「嗨。」他笑著說。沉默幾秒後，他打量我。「你的個子比我想像中矮。」

連恩走進門，環顧客廳，打量起燈光和空間。我有些侷促不安。

「要不要喝點咖啡？」我問他。

他對我舉起剩下半瓶的健怡可樂。「我喝了三瓶這玩意兒，」他說。「到午餐前很夠了。謝謝。」他又再度上下打量我。「洋裝搭配得不錯。」

五分鐘後，一輛白色大廂型車停進車道。兩個穿棉T和牛仔褲的男子下車搬運攝影器材進屋。客廳一下子擠滿了。他們會出動兩架攝影機，同時拍攝記者和我。

「瑟西莉亞再十五分鐘就到。」連恩對兩位攝影師說。「你們和她共事過嗎？」兩位攝影師名叫麥克和克雷格，兩人都搖頭。「她報導過福島核災。」他說著灌了一口可樂。「她去比我去好。」他還沒轉頭看我就接著問：「咦，孩子們呢？」

尚恩帶著芬奇和克蘿伊在樓下。我們說好還不需要孩子出鏡前，最好先把孩子帶開。各種聲響騷動和器材設備加起來對芬奇刺激太大，他會想拔插頭，扯掉立燈的電線。用不到三分鐘，他就會把架設的器材拽倒在地上七零八落。

我望著三腳架上龐大的黑色攝影機——整個客廳滿是照明和收音器材——我想起我在媽媽勒戒出院後才一周所製作的那支影片。我當時翹課了很長一段時間，誰也沒說什麼。我讀的是加州的大型公立高中，高三生一個年級起碼有三百人。我要鑽漏洞很容易。學生這麼多，校方追蹤不易，而且我知道系統怎麼運作。我會轉接學校打到家裡來的錄音通話，然後假造記錄說我去看醫生了。升上高三後，我媽失業，平常不是醉了就是嗑藥茫了，根本不曉得我翹課搭巴士去舊金山。後來她自行住院勒戒，消息不知怎麼傳回給我學校的輔導老師。

艾德蒙醫生很有同情心，經常工作過勞。他的髮色淺淡，臉色紅潤，對我很有好感。我的老師大多都很喜歡我，因為我不管有沒有交作業，在課堂上都能雄辯滔滔。所以，艾德蒙醫生問了些問題，問我去舊金山做了什麼——「寫影像式論文，主題是遊民」，媽媽住院時期我在做什麼——「到咖啡店打工賺錢填飽肚子，讀吉姆·莫里森（Jim Morrison）的超酷傳記」。之後他給我一個選擇，我可以交一份專題報告給各科老師然後畢業，或者什麼都不做而畢不了業。「我們都知道你頭腦好，」他說。「但頭腦好不等於一切。州法要求你到校上課。但考慮你處境特殊……」總之我答應了。我花了幾個小時針對酒精和藥物成癮寫出一份腳本，列入了事實和數據。我當時的男朋友馬特扮演北加州公廣電視台新聞播報員，用床單充當背景讀出令人憂心的統計數字。在新聞播報和我弟戲仿演出的帝王蘇格蘭威士忌廣告之間，我採訪了我媽。

我不太記得問了她什麼。也不記得在學校播出影片。但我記得我當時疏離而麻木的感覺，以及後來看著我的生物老師崩潰抽泣。「我先生……天啊！」她雙手摀著臉說。我在她的講桌前侷促地來回換步站，教室裡保存生物標本用的福馬林飄散出令人作嘔的甜味。我不知道該說什麼。我不明白我做了什麼。我只知道我會用低標成績畢業，還有我媽看起來像陶瓷一樣脆弱。自從她勒戒出院後，我整天看見她邊哭邊吃雷根糖和麥當勞薯條。除此之外，我受傷的心使我茫然而無力動彈。這是我當初走向藝術的原因。我描述不出我的感受，但藝術可以。藝術和詩為我的傷提供了容身之處。

我走下樓找孩子。尚恩把芬奇抱在腿上在看《芝麻街》，克蘿伊在萊姆綠的 IKEA 兒童書桌上畫圖著色，我在我們搬進來的時候買了這張桌子。

「連恩想和孩子打招呼。」我說。「但樓上現在很多器材。」

尚恩抬頭看我。他對電視台來訪並不興奮。他在忍耐這件事，忍耐我。他嘆了口氣。「帶克蘿伊上去就好。我會在這裡陪芬奇，他們準備好要拍攝了再叫我。樓上這麼多人會把他嚇瘋。」

我想了想，同意尚恩沒說錯。這整件事是很荒誕——讓人進到家裡來占據一角，以便能在全國電視台上傾訴心聲。

「好。」我說。「這樣也好。」

我帶克蘿伊上樓，連恩給她看攝影機，跟她說我們將要拍一部電影，她會出現在裡面。他讓她摸摸攝影機、望望鏡頭，她很害羞，但很感興趣。連恩和我討論他們打算拍攝的幾個景。他們會拍我替克蘿伊穿上粉紅色亮晶晶的高筒鞋。我們會設法拍一幕有芬奇的畫面。也許我可以抱著他，他就不會撞翻攝影機。也許我們可以磨磨鼻子。瑟西莉亞到了以後，我們會錄攝採訪，然後移動到廚房讓尚恩和我一起受訪。他們會拍我用電腦、上街慢跑。對，還有藥櫃。我現在光為了入睡要吃多少藥？這全是為了抵銷苯二氮平造成的傷害，對嗎？

連恩從冰箱拿出他的第二罐健怡可樂時，瑟西莉亞坐計程車趕到了。她很漂亮，腿很長，深栗色頭髮和烏黑的眼眸。我請她喝咖啡，她說好。

「我昨天搭紅眼班機從紐約出發，今早在洛杉磯國際機場搭接駁航班。」她告訴我。「快累死了。但話說回來，」她笑了笑。「我永遠都這麼累。」

克蘿伊和我坐在餐桌旁，等連恩和瑟西莉亞討論拍攝。他們以前共事過。兩名攝影大哥站在門邊等待。他們是大型電視聯播網透過常用的人力仲介簽約的外派人員。我和他們其中一人聊起來，他也攀岩，我們有些共同認識的人。他向我透露，他討厭替電視台工作，但酬勞能支付生計。

連恩回頭找到我。

「好了。」他說。「我們要從高筒鞋拍起。兩位準備好了嗎？」

我們拍了三個小時。一個景接著一個景。瑟西莉亞採訪我的場景最難布設。照明必須恰到好處，偏偏我們家有那扇大窗。瑟西莉亞坐在我對面，一盞大燈照亮她的臉。我坐在一張椅凳上，兩手垂放膝蓋之間。

「放輕鬆就好。」她說。「就當我們是在聊天——你和我。」

她請我描述事情的經過。我什麼時候發覺我的不適是藥引起的？我瘦到什麼程度？我在車上突然喪失視力後發生什麼事？我癱在克蘿伊房間，必須匍匐爬上樓那一次呢？突來的肌肉痙攣呢？她準備了滿滿的問題，和她談話也很輕鬆，雖然我能瞥見不到一點五公尺外的連恩一直啃著指甲。

我問她有沒有聽過溫水煮青蛙的故事。她搖頭。

「故事是這樣的。」我說。「你把一隻青蛙扔進滾水，牠一定會拚命跳出來吧？」瑟西莉亞點頭。「但如果你把青蛙放進涼水，再一點一滴提高溫度，青蛙會一直待在水裡，直到最後被煮熟。」我停頓一拍看著她。「苯二氮平類藥物是唯一溫水煮人的藥物。長期使用之下，大腦會失去調節能力。基本上形同你的腦慢慢被煮熟，但你不會發覺。」我在椅凳上調整重心。氣氛尷尬，但我繼續推進。我端出想得到的各種比喻。我說苯二氮平類藥物會阻斷大腦調度全身交通的能力。「想像紐約市的紅綠燈全數故障，」我說。「交通肯定大亂，對吧？大家已經習慣有一個中樞系統告訴他們何時起步、何時剎車。所以，用在苯二氮平類藥物上就像是，有一個外力讓絕大部分的燈號停在紅燈。只有少數神經傳導物質小車還是綠燈。你如果把身體想成紐約市，那現在誰想去哪裡都到不了。」我的額頭滲出汗珠，我深吸一口氣。「這個比喻合理嗎？」

「當然。」瑟西莉亞點著頭說。「繼續說。」

「好，如果身體是紐約市，而現在車子或行人哪裡也不能去，那市區很多地方會陷入停擺。苯二氮平類藥物就類似這樣，你的GABA受器是神經傳導物質的交通管制中樞。如果誰都不能通過，胃就不能消化食物，肌肉不知道什麼時候應該舒張或收縮，控制情緒的大腦邊緣系統也關閉了。我說的是全身七成以上機能都被紅燈喊停。現在再想像那個管住燈號的外力被抽掉了。也就是當你達到耐受值，或者試圖停藥的時候。所有燈號一下全變成綠燈，頓時間天下大亂。」

我看向連恩。他正啃著指甲，盯著攝影機的小螢幕。他對我豎起拇指。

我併攏雙腿，挺直背脊但又不至於太僵硬。我盡可能放輕鬆。「接下來就是最難理解的部分。」我繼續說。「GABA受器已經習慣受到苯二氮平支配，所以其實已經停止運作。有一部分甚至永久停工，所以很多人往往得費時好幾個月才重新有類似正常的感覺。而且說實話，我不知道大腦能不能完全康復。製藥公司不會調查這種事，這我敢跟你保證。這也是苯二氮平類藥物最讓我害怕的地方：人們陷進去以後，很長、很長一段時間回不來。以我為例，已經超過一年半了。很可怕。」

瑟西莉亞用同情的目光看著我。「所以，你覺得自己完全康復了嗎？」

我不知道可以怎麼回答。說我覺得自己算是幸運？說我已經接受事實，我可能永遠無法再正常睡覺——我可能會從此有個脆弱的神經系統？

「不，」我說。「我沒有完全康復。但我現在能夠走路，可以進食，也抱得住我的孩子。要是一年前我不敢這麼說。」

連恩彎腰瞇眼看著其中一架攝影機。已經累計有兩個健怡可樂空罐被踢向客廳角落。他直起背笑了笑。我感覺心臟隨時可能跳出胸口。天啊，希望我這些話有道理。希望我不是在嘮叨些廢話。**加油**，我心想，**把一切都說出來**。

「所以是這樣的。每個人都一致同意苯二氮平類藥物不應一次服用超過四周。醫學研究很清楚。話雖這麼說，醫療機構開立苯二氮平類處方藥卻像發糖果似的，同時拒絕進行長期研究。很多醫生不知道這些事。」瑟西莉亞挑起眉頭。「真的。很多醫生和我們一樣受行銷市場擺布。我們有實證指明苯二氮平類藥物對大腦造成結構變化，但很多醫生並不曉得。我知道英美兩國研究者一直想把研究整合起來，但苦於無人資助。你猜得到是誰從中作梗吧？哪個產業蒙受最多利益損失？所以結論就是：我們得樂於『對藥物宣戰』，但真正的暗巷角力，發生在醫生辦公室——我們甚至不知道身邊有這樣的鬥爭。」

「卡！」連恩在廚房喊道，他去那裡拿他的第三罐健怡可樂。他走回客廳說：「很棒。拍到這裡我想差不多了。」

連恩決定最後壓軸就拍尚恩和我的受訪畫面。他要我們站在餐桌旁。你們會覺得尷尬，他說，但畫面上看起來不會。我以前看過新聞節目，知道尚恩說話的時候我應該看著他。他開口說話，直視著正前方。緊繃感強烈到彷彿觸摸得到，像一條巨大的橡皮筋拉伸到極限。瑟西莉亞問尚恩看著我有什麼心情，他說就像看著一個人被切斷兩條腿。我不記得尚恩表露過他注意到戒斷對我的影響，所以他的評語我聽了呆愣又困惑。一切都感覺好作戲，擠出來的感情，寫好的角色台詞。瑟西莉亞轉過頭，說她只有最後一個問題想問我。

「很多專家說，戒斷苯二氮平類藥物比戒海洛因更慘烈。如果是這樣，我想知道你怎麼做到的。你有兩個幼兒——其中一個有唐氏症。這麼多因素不利於你，你怎麼有力氣忍耐戒藥？我只是……我想不通。」她提問的方式有某種什麼讓我卸下心防。她不像剛才那樣直率坦然。她這回比較柔軟，比較平靜。

「我也不確定。」我說。我停了一拍，手掌在餐桌表面游動。「我可以給你一千零一種說法……但實話是……我不知道……」

她搖頭表示無法理解。

「就像我當時躺在克蘿伊房間地上，我真心覺得我會就這樣死掉。」

「但你沒有。」瑟西莉亞湊向前，追探究竟。「你沒有放棄。」

「對。」

「你用爬的也想前進。」

「對。」我看著她。「我也希望能向你解釋，但就是……我心中的什麼。」

「你**不甘心**放棄。」

「那甚至不是有意識的……那就像小鳥第一次學飛。不由得你低頭評估風險，你沒這個選擇。不論夜空多黑多暗，不論你可能會摔落多遠，你只能張開翅膀飛。你會想盡辦法不要墜地。」

苯二氮平搏不了版面

2014 年 2 月

兩星期後，連恩要我準備好爆米花。訪談要播出了。尚恩說他不想看。他語氣冰冷，也沒多作解釋。我沒和他爭。現階段我寧可自己一個人看。我發訊息給安，跟她說該準備了。錄影片段今晚會播出。我傳簡訊給艾薇、荷莉和我媽，也寄了郵件給麥特。「時候到了，」我告訴他們。「我們要上全國了。」我說苯二氮平會成為話題新哏，他們聽了都笑了，我覺得自己真是鬼靈精。我精神振奮。想到會在黃金時段播出就高興不已。黛安．索耶在乎這件事，而她今晚會讓全美國人都在乎。新聞會在各大電視聯播網爆出。人們將得以走出暗處。開處方的相關法規會獲得審查及變更。會出現法律訴訟，會討論要求醫師開給知情同意書。往後會有黑色方框大字寫滿警告，大眾以後會知道服用這個類型的藥物，大腦可能永久受影響。

我感覺叛逆，感覺自己像個天殺的英雄。我一路奮鬥讓這個故事能被聽見。我寫了無數篇部落格，推銷給新聞節目《60分鐘》和《前線》都無下文。但現在呢，我有黛安・索耶！我有黃金時段！大家會知道這件事。大家會折服於清晰明確、無可置喙的事實。

尚恩要我別太興奮。我晚餐做了千層麵慶祝，他說他會看著孩子，但建議我不要有太高的期望。我隔著餐桌瞪著他。

「怎樣？」他問。

「不要有太高的期望？」我的語氣帶刺。

「對啊。期望愈高失望愈大。」他擦掉芬奇沾到臉上的番茄醬。

「謝了。」我說。我從衝突邊緣退開。我不希望語帶憤怒。兩個孩子現在四歲和五歲大了，他們聽得出口氣。他們聽得出心在胸口往下一沉溢出的敵意。他們可能不懂怎麼一回事，但他們能感覺到那股風勢。

「我只是很高興有些事能被說出來。」我為了挽回又補上一句：「哪怕是再小的事。」

傍晚五點二十五分，我下樓打開電視。尚恩選擇和孩子待在樓上。我帶著手機下樓，因為我知道安一定也會守著電視機。

爆米花就位，她傳來簡訊。

全員就緒。我回答。

攝影機往黛安大幅度擺晃，從高點出發，打圓繞向背景布幕，然後誇張地到達定位，同時黛安抬起頭看向攝影機。她看向的是我們的眼睛。給人的感覺如此親密，如此堅決。接著節目便開始了。第一則報導是洛杉磯的山林野火。天啊，真合適。**野火**。我傳訊息給安：**天啊，在加州！**大火威脅民眾的家園。特派記者大衛．繆爾抵達現場，報導三個無業閒蕩的人因任意燃燒篝火而引起大火。我們看到嫌犯照，三人都很年輕、陰鬱，長髮油膩。記者神色哀戚但肅穆。大衛穿上了黃色消防員外套，頭髮凌亂塌在頭頂，被熱氣壓得扁直。

髮型帥唷，安傳來簡訊。

一分鐘後，黛安繼續下一則新聞，一名二十二歲男子在印第安納州埃克哈特市一間超市開槍濫射。新聞以圖像呈現槍手挾持店經理時所站的位置。又一張嫌犯照。我們聽到現場記者說，幸得警方反應迅速，順利壓制住這名青年。警察看起來沉著果斷。沒時間等候支援，記者說，來不及等鎮暴小組趕到。在場警方必須行動，必須**正面交鋒**。

兩分鐘後，下一段報導：西維吉尼亞州水源汙染。

五點三十八分，我們聽到參議院通過協議，以避免政府再度停擺。五點三十九分，黛安告訴觀眾一條重要警訊：醫院急診室大排長龍。景象令人憂心。全國緊急醫療照護環境正瀕臨崩潰，無事請勿前往。

快死了再去，安傳來訊息。

不，快死了一定要去，但去了可能要等。我回答。

我和安繼續來回傳簡訊，對節目每分鐘的進展開玩笑。保有幽默感幫助很大。有個人和我同一陣線幫助很大。

五點四十二分——澳洲網球公開賽因高溫炎熱暫緩賽事。好像誰說了些球場燙到能煎蛋的評論。

五點四十三分——美國人最害怕的事第一名是公開演講。節目進廣告。一個男人揍飛一隻實物大小的烤雞。胃食道逆流藥。接下來是一個美女醫生推薦乾眼症眼藥水。簡直太溫柔了吧，這個乾眼症問題。

我們五點四十六分回到節目，探討困擾大多數美國人的恐慌，這是比怕死還要強烈的恐懼。

安：**希望你沒被擠掉……這些根本廢話！**

又一段廣告。更多對胃食道逆流風險的擔憂。紫藥丸有效。副作用包括骨折、頭痛、胃痛、腹瀉不斷。腹瀉，帥喔，我在簡訊上寫。噢，又一支眼藥水廣告。汽車保險。消炎藥。康寶濃湯。廣告裡的人親切友善。我和安用簡訊閒聊跟消炎藥廣告裡的演員約會有哪些好處。

五點五十一分——黛安說接下來是即時快報時間。一切進行得飛快。我能感覺到時鐘滴答前進。流行明星凱蒂・佩芮光彩亮麗躍上螢幕，唱著她的賣座單曲《聽我吼》（*Roar*），這首歌獲提名為二〇一三年度歌曲。MV背景是一片叢林。凱蒂墜機掉入叢林，但不僅適應良好，還馴服一頭老虎。

我：**吼吧，凱蒂，聽你吼。**

安：**你不是認真的吧。**

凱蒂消失後，接著是幫助帥哥猛男排除性功能障礙的壯陽藥廣告。萬一持續勃起超過四小時請掛急診。萬一出現聽力或視力損喪，或呼吸困難且嘴唇流血，請立即洽詢你的醫生。

說不定凱蒂能幫上他們，我心想，**說不定會從她的歌過渡到我的段落**。

我：不，不！！**被擠掉了，製作人也沒跟我說！**

安：**簡訊或電子郵件都沒有**？

我：**沒有**。**他發誓今晚會播出的**。

安：**我生氣了**。**我這麼多爆米花怎麼辦**？

過幾分鐘，我收到荷莉的簡訊：**播了嗎**？**我們錯過了嗎**？**他們是不是擠掉你播凱蒂・佩芮的新歌**？

●

往後一星期，我每天晚上收看黛安・索耶的《ABC世界新聞》。我寫信跟麥特說我被凱蒂・佩芮擠掉了。連恩很挫折，但在電話上再三向我保證一定會播出的。電視台經常抽換內容。大小事不斷發生。有些新聞比較緊急或者需要抓準時機。例如俄國總統普丁對冬季奧林匹克運動會發表的評論，這他們不能不播。可是吃漢堡內餡不走山的最佳辦法又怎麼說？這也是新聞嗎？

之後，二月二日那一天，新聞傳出菲利普．西蒙．霍夫曼（Philip Seymour Hoffman）因用藥過量猝逝。這名傳奇演員被發現倒臥浴室，手臂插著針筒，眼鏡推向頭頂。大事一樁。電視台爭相播報。遺體將會解剖化驗，但早先的傳聞說霍夫曼「堆藥」。聽說這是他們的行話，意思是同時使用多種藥物，一層一層疊上去。電視台追著霍夫曼的親朋好友打探消息。有些人流著淚感嘆他走得太突然、太年輕。我們都知道故事是怎麼說的。他長年與藥癮拉鋸。他是這麼有才華的演員。

我馬上知道這就是了。這是完美的過場。霍夫曼體內有苯二氮平類藥物。絕不會錯。我問尚恩想不想看，但他說不，他不想看。他一樣會顧孩子。「讓你慢慢看。」他說。五點三十六分，報導開始了。毛骨悚然的陳屍現場。手臂上的針筒。七十小包海洛因。新聞中穿插霍夫曼飾演楚門．柯波堤的電影片段，這個角色為他贏得一座奧斯卡獎。他演技超群，是少數什麼角色都能徹底融入的演員。接著是警方調查畫面。多張針筒照片，這時我才明白關注焦點只有海洛因。畫面切向一名專家說明海洛因帶來的欣快感，我們都知道、也樂於聽到的說法。畫面上出現一隻手拿著湯匙，裡面有金色液體，湯匙底下燃起打火機——

針頭在上方停留——

天啊。這個意象我們真是百看不膩，愛得不得了，因為輕易就能把恐怖感劃分開來。**不會是我，我永遠不會拿一根針插進手臂**。

報導中沒有提到古柯鹼或安非他命。沒有提到苯二氮平。他們打算忽略過去。他們打算善盡這個精采的海洛因恐怖故事：手臂上的針筒、陳屍浴室、好萊塢明星殞落。他可憐的家人，黛安說，毒品使他們天人永隔。他們沒有接著播我的故事，而是找來瑟西莉亞・維加對談。她坐在黛安一旁，眼神柔和。瑟西莉亞的父親曾是海洛因癮犯，在她小時候用藥過量。「他就是戒不了。」瑟西莉亞的話音輕柔。「他寧可要海洛因也不要生活。」去你的ABC新聞。**苯二氮平類藥物**毀掉多少家庭。毀掉多少**生命**。但苯二氮平沒有海洛因那種汙穢的魅力，沒有針痕也沒有暗巷交易。苯二氮平類藥物恐怖在它完全合法，恐怖在它欠缺適當監管，社會文化當它是雞尾酒派對上的糖果。大眾可以把海洛因套進離奇的情節，覺得自己很安全，但苯二氮平卻近在身邊。在我們身心不適、睡不著，被生活壓得喘不過氣時，我們會乖乖聽醫生的話。我都明白，可是。**可是啊，黛安**。你選擇了受海洛因蠱惑這個簡單的解釋，對蟄伏在我國醫生診間的黑影隻字不提，後者的危害絲毫不亞於海洛因呀，可惡。

連恩從第一個星期後就沒再聯絡過我。兩個月後我打電話向美國廣播公司詢問這則報導。我說希望拿到影片的拷貝，雖然沒播出，但對我有意義。對方表示連恩已經未再與

ABC合作，沒播出的影片通常會由製作人收存。我一年後上LinkedIn查連恩的聯繫方式，發現他進入一間製藥公司就職。那則報導沒有播出，影片大概在他那裡，而他現在替大藥廠工作了。這簡直像一部爛電影，我只是片中串場的小角色。

覺醒之書

2014年3月

電視台採訪的事情過後，我和尚恩向下惡化的關係沒多久就到了盡頭。採訪給了我們一小段時間否認現況，這段時間希望高張，蓋過了家中的烏雲。但短暫分散注意力的時間一結束，我們就在不斷的爭吵中四分五裂。我們為了尚恩用過就留在桌上的牙線爭吵。為冰箱裡發霉的起司和麵包爭吵。為碗盤、千層麵、無雲的天空，我們都能吵。我們吵得像是互相對抗就能抹消彼此間的苦惱，但其實什麼也沒換來。沒有更多的山可以讓尚恩去爬，而他像這樣不斷需要出走，哪裡都好只要不是這裡，對我來說是一道傷。這麼說並不是責怪。我不再期望尚恩會在我身旁陪我面對無名的痛，一如我不會期望水是乾燥的。

而這就是事實的真相。我的覺悟到來像種子乍然破殼。怨恨和悲傷在我們心中堆累如山，而我們似乎怎樣也到不了山頂，我們攻克不了這兩座山。痛苦的代價已經高到我終於肯放手。所以我放手了。

尚恩從外面進來。我坐在餐桌旁。克蘿伊和芬奇睡著了，屋裡靜得彷彿有回音。尚恩走進來，拿了個玻璃杯裝水。他背靠流理台，杯子端在手中，目光越過我望著空蕩的客廳。那一刻我就明白了。我們很久以前就已經轉身背對彼此，我們的痛苦也自那一次轉身之後日漸蒼白憔悴。我們辜負了彼此，但說真的，誰又能說呢？人的關係會在小事裡消隕。我們已經沒有什麼能給彼此的。坐在桌旁，從這裡遠遠看著他的眼睛，我知道我會斷離這個破碎的婚姻。尚恩會到他的山裡去哭，而我不會陪在他身旁。我的體內有一股新生的柔情，一株嫩芽小心翼翼地冒出土壤。我想保護並滋育這株新芽。我想守著體內這股新的健康和愛，在陽光下滋養它們。

我的手在餐桌上游動，手指輕撫刮痕，感受著微微的凹陷在皮膚底下劃出一條直線。尚恩身體僵硬，某種痛苦使他與我離得遠遠的，那種痛苦似乎超出他的身體，超出這間房子，超出樹和天空。「我希望分開，」我開口說。「我們經歷的夠多了。」尚恩瞪著我身後的牆壁，我輕輕摸著木桌，看著窗外枯瘦的樹木，等著。他沉默了片刻，接著他說我不是留就是走，沒有介於之間的選擇。於是就這樣了。結束了。

尚恩花了兩個星期搬出去。他收拾了書房、廚房和浴室的物品。我們清點整個家，決定沙發、冰箱、床邊的大鏡子歸誰。我挑作結婚禮物的熱壓三明治機該給誰，家飾名店買的餐盤呢？過了一星期，尚恩帶芬奇和克蘿伊去愛達荷州探望他媽媽。雪倫說他不應該離婚。她從各種角度想說服他，最後甚至說就算不為別的，留在我身旁好歹有個性伴侶。他回來後，我們拿這件事說笑。天啊，太妙了。我們一起大笑，雖然我們用其他一百萬種方式傷害了彼此，雖然我們把刀叉碗筷都分了個清。

尚恩離開後，我開始聽大量的音樂。我們的屋裡一直欠缺音樂。我之前沒發覺，但我們竟然連一台收音機都沒有。我把筆電放在客廳沙發上，找到愛黛兒受邀上美國公共廣播電台「小書桌演唱會」（NPR Music Tiny Desk Concert）節目的錄音。老天啊，那樣的聲音。我呆望著電腦螢幕，眼淚止不住滾落。眨著長睫毛的愛黛兒，和她翻騰於深淵的嗓音。芬奇和克蘿伊在地上拿大疊白紙畫畫，我協助克蘿伊畫出她的小鳥圖，大眼睛的小鳥坐在奇形怪狀的蛋裡。

之後，日子一周周過去，音樂只有更多。我和尚恩同意共有監護權，我們告訴芬奇和克蘿伊，他們以後會有兩個家和愛他們的媽媽和爸爸。而正是在這裡，在我獨處的空間裡，我得以回歸我自己。我不再病懨懨。我不再因為藥物或失落感而無能為力。我的身體洋溢音樂，而我不斷聆聽；我的身體是充滿喜悅的節奏器，是豎琴，是鋼琴顫音。病懨懨迷失於黑暗的那幾年間，不知何時我在心中找到一道未知的光。我憑藉著那道光在黑暗中找到出路。我再也不會迷失了。

小書桌演唱會的錄製現場從地上到天花板疊滿了書，同時給人又隨興又專業又急迫的感覺，前往演出的音樂人有些我知道，有些我不認識。我看著這些音樂人在頂多一間浴室、一張辦公桌大小的空間演唱，散發出這麼大的能量、這麼豐沛的生命力，我為這樣的美哭了又哭，為這一切當中微小的美。

克蘿伊很喜歡看電腦上播出的小書桌演唱會，於是我們慢慢把所有影片都看了一遍。我對芬奇和克蘿伊說明什麼是藍調，什麼是節奏口技，嘻哈和佛朗明哥舞是什麼，龐克國歌和迪斯可又是什麼。天啊，我說，這個像彈跳桿一樣跳來跳去的麥可莫（Macklemore）是誰？這個用寶特瓶做音樂，唱關於水鳥的歌的人又是誰？多數時候我總是邊聽邊哭。我幫忙克蘿伊把小鳥塗上橙色、藍色和紫紅色。我不在天空上畫雲。我們聽典藏廳爵士樂團（Preservation Hall Jazz Band），這些樂器生猛帶勁的能量令客廳的空氣隨之振動。芬奇要我畫河馬。他想畫很多花和很多蝴蝶，他想畫很多張房屋，屋子裡還有他的爹地。

晚上我會做摩洛哥燜雞或漢堡，我們一邊聽ABBA、比吉斯、桃子與香草（Peaches & Herb）。克蘿伊愈聽愈喜歡海軍准將樂團（The Commodores）的歌《紅磚房》（*Brick House*）和她的不敗最愛《跟著節奏扭一扭》（*Shake Your Groove Thing*）。我開始在廚房教他們兩個跳扭扭舞。有時候我們吃晚餐，克蘿伊會說：「媽媽，扭扭歌。」我就會播起這首歌，我們在白色磁磚上扭成一團。我們在敞向街道的凸窗旁跳扭扭舞，也在走廊、在後院跳扭扭舞，我還向芬奇解說迪斯可旋轉的技術：伸出右腳用腳尖旋轉一圈，回到你剛才面對的方向，手指頭準備好擺出手槍的動作。

「食指豎起來。」我對著芬奇喊，他在走廊上邊走邊扭，忘了旋轉，反而直直走向浴室。

「一、二、三，轉！」我對克蘿伊說，她轉了一圈又一圈，轉得頭昏眼花，臉上笑容彗星般燦爛。

偶爾有時候我又會哭出來，但我也笑著。我伸出食指旋轉，然後抱起芬奇繞著大大的廚房轉圈圈。克蘿伊見了也伸長雙手想要被抱起來，於是我會把歌再播一遍，抱著她飛轉，她笑得可愛得像春天——像是有某種嶄新的事物在我心中茁長。「雙手叉腰，芬奇。」我一邊大喊一邊擺動屁股示範給他看。克蘿伊跑過來模仿我。我們給這些舞起名——拌奶油、洗衣機、搖搖奶昔。這就是我們的日日夜夜。我們聽音樂跳舞。我們坐在門廊仰望天空，我們把窗戶彩繪成綠色、橘色、電藍色。**我會建立一個新的家**，我心想。

我會打造一個新的空間供我們生活。我爬出了瀕死的陰間，現在我滿眼所見都是生命。我會幫助我們每一個人成長舒張，直到我們幼芽般的身體破土，直到我們向陽綻放。

洞的隱喻

2015年10月

二〇一五年是羊年。是側身投球和笑著跳高的一年，是洞和讚美主的一年。

芬奇、克蘿伊和我住進荷莉和傑洛姆家嫩黃淡紫的房間已經一年半。尚恩和我賣掉房子後，我們就搬了過來。我的健康還不穩定，我又沒有工作，他們便收留了我們。我們一起在奇胡利玻璃水晶吊燈下的大餐桌用晚餐。孩子看著野鹿竄過後院。我和尚恩同意了五五平分的共同撫養協議。我們往來友好，把焦點放在孩子身上，雖然他不時爆發憤怒和怨恨，我感到無力應對。搬來後沒幾個月，我決定上 Kickstarter 為寫作這本書的初稿募資。

二〇一三年我一整年沒有寫文章，二〇一四年也寫得很少。這段時間我太不舒服。不過現在我覺得腦中有一座創作花園。我是百萬顆小種子同時發芽。我聘用攝影團隊，拍了一支美麗的影片放上募資平台。我聯絡了認識的每一個人。募資專案三天就募足了款項，我有了相當於八個月基本工資的經費。這就夠了。這已經超乎我的想像。

我寫出初稿，校潤了兩、三次，同時間也不停寄出履歷，因為我對找什麼工作毫無頭緒。就在錢即將用盡前，有個朋友打來電話。她知道一個資訊科技產業的職缺，很瘋沒錯，但對方有可能會雇我。經過電話面試——問我的問題滿是我不懂的術語，我深信他們聽了我的回答會大聲咳嗽，然後掛斷電話——我錄取了。

一個月後的某一天，孩子在尚恩那裡，我早上起床沖咖啡。濾壓壺在流理台水槽邊，我往壺內倒了咖啡粉和熱水，左手還握著壺身，眼角餘光卻看到濾壓壺在移動。當下我的手臂感覺不像手臂，手裡還拿著濾壓壺，手卻漂也似的橫過紅寶石色的磁磚，像溢出的水一樣優雅而緩慢，彷彿不是我的手臂。我用右手抓住左手，扳著感覺不像手指的手指放開握把。我看著我的手臂像好多海藻在柔和的海水裡漂。

我擅自認定，像所有笨蛋一樣擅自認定，這不是什麼大事。我感覺昏頭轉向，但還走得了直線，而且我確定如果我開口說話，是說得出來的。我在沙發上坐下，與那股力量促膝深談。**萬一這真的有什麼，我希望你知道我還沒準備好。我還想看我的孩子長大，我想看到這本書出版，而且我剛得到工作。所以如果我真的大限到了，我當然無話可說，但我不會提前放行。如果你不介意，我還想再待久一點。**

過了一個小時，我敲了敲荷莉的房門。我很不想吵醒她。

「荷莉。」我用氣音說。「我可能需要一顆阿斯匹靈。」

兩天後，我看東西變得模糊晃動。我傳簡訊給凱特醫生，她要我**現在立刻**去醫院急診。感覺很傻，但我還是開車去了醫院，拖著腳步走向櫃台。玻璃窗板，金髮的護理師坐在裡頭，面前有多部螢幕。沒有人候診。

「什麼事嗎？」

「你好，呃……我可能中風了，或是暫時性腦缺血——就是那種小中風。我不確定。」我靠著窄窄的檯面，語氣平常。「很可能沒怎樣，但我的醫生希望我來。」

我被領進窗簾拉上仍潔淨到發光的診間時，還和一名帥哥護理師說笑。我問他在急診診間見過最誇張的事，他很顯然以前也遇過這個問題。他回答我：

「撞球卡在直腸。是個男的，你懂吧。」他挑了挑眉毛。

「不會吧！」我說著大笑出聲，彷彿我人在酒吧，而不是磁磚擦洗得乾乾淨淨、擺滿侵入式數位儀器的醫院診間。「這也未免……哇喔！」

「對呀。」他邊說邊插上心率監測器插頭。「動手術才能拿出來。可憐的傢伙，還得打電話給老媽。」

值班醫師來替我看診，建議我照核磁共振。一小時後，同一位帥哥護理師回來轉達我必須住院的時候，我還在開玩笑。他說他們會帶我上樓。我的大腦前頂葉發生急性缺血。是中風。而且不只一次。我的腦葉有兩處明顯白點——兩次確定的中風——比起我來就診的這一次，另一次比較久遠。凱特醫生看過檢查報告後，認為很可能是我癱倒在克蘿伊房間那個時候。我爬著上樓回到臥房，站不起來也說不出話那一次。其他沒有哪一次症狀和中風這麼相符的了。

「你很幸運現在還能說話。」護理師說。

中風照護病房在五樓。每種生命徵象都受到監測。我被連上各種管線，他們給我服用了抗凝血劑。值班的神經科醫師來視診。因為我的失眠史，他似乎對我很感興趣。我是個有趣的病例，因為我不符合中風病患通常的特徵。他們需要找出我中風的原因，預防未來再度發生。

四天後，經過無數檢查，照了X光，照了電腦斷層掃描，他們找到了。我的心臟有兩個洞。卵圓孔未閉合（Patent foramen ovales），也簡稱 PFOs，很不起眼。胎兒發育時期，通常有一個瓣膜狀的小洞連通心臟左右心房，稱為卵圓孔。卵圓孔一般在出生後就會閉合，但約有百分之二十五的人口餘生有程度不等的卵圓孔未閉合。開孔大就容易造成問題。而醫院發現我不只有一個大孔，我有兩個。兩個大孔與一個通常會被肺部過濾的血栓，於是**哇啦**——血栓流向腦部。中風。

看我的心臟病專科醫生有兩位。一位來自迦納，跟我聊了半個小時關於大眾為何需要多讀書。我挺喜歡這個人。另一位是外科醫生。第五天院方告訴我，他們必須閉合卵圓孔。他們會在我的股動脈置入迷你 Gore-Tex 補丁，引導補丁往上流至心臟。到了心臟它會張開像一盞纖薄的中式燈籠。細胞會覆蓋上去，我的心臟會有效填補起來。

我的病房被花填滿。艾薇來看我，拆了紙袋裝的一包玫瑰花瓣，花瓣飄上我的白色薄毯。我在急診室的時候打過電話給尚恩，跟他說孩子得繼續讓他看著，等醫生查清楚我是怎麼回事。他的語調平直，專注於日常事務，商量起來比較容易。我們的關係就算是我住院了，也一樣隔絕了任何情感或溫暖。他在我動心臟手術前一天打電話來，我第一次情緒潰堤，在電話這一頭哭。我擔心手術萬一不順利，我沒機會再見到孩子。尚恩提出他做得到的辦法。「要我今晚帶孩子過去嗎？」我說好，所以他來了，雖然他舉止僵硬，但孩子和我在可以按鈕升降的床上玩得很開心。我們在走廊上漫步，我讓克蘿伊推我的點滴架，芬奇一路上跟每個護理師都問好。我跟克蘿伊說，醫生會修好我的心臟，我很快就能回家。經過他們的探望，我堅強起來。我可以為賜予我的這個生活燃燒。能當芬奇和克蘿伊的媽媽，這份禮物我拒絕放棄。

「你還好嗎？」朋友紛紛關心。「那一定很可怕。」

減藥戒斷苯二氮平類藥物一年半，中風和心臟手術相形之下感覺不過是小事。我有一整個醫生與護理師團隊照顧我。親朋好友不時打電話來加油打氣。我們明確知道發生的事，也知道怎麼解決。有檢查結果可以指著說：**這裡，這就是滋事的血栓。這兩個就是倒楣的開孔。**

術後有恢復計畫，疼痛不會太多。我沒有半點感到害怕，雖然我無法肯定我能從手術全身而退。但我覺得幸運。苯二氮平戒斷是殘酷考驗體能、情感、意志的特訓營，誰也無法保證我能活著走出來。但我走出來了。現在我覺得自己就是個超殺的神鬼戰士。

住院期間，我在中風病房間走動，跟所有能說話的人聊天，坐下來聽他們的故事。有個女人就在我的病房東側，她因為腦部感染，半夜哭著求助。只要護理師允許，我經常過去握著她的手。我很幸運。中風留下的後遺症只有我的左側肢體活動稍微遲緩。不嚴重。說不准哪一天我就又能快跑上山了。

這兩個洞的隱喻，為故事結局帶來某種我想像不到的詩意。我的心有洞。我一輩子都帶著心上的洞行走，感到失落、害怕、受傷。但現在洞孔補上了。經過多年搏鬥，我長了肌肉。在死亡門前激烈掙扎過後，如今我只關心充實地活著。我心中的恐懼已經燒盡。

後來

2021 年 12 月

二〇一二年，我在「美國瘋人」網站上連載部落格，記錄我嘗試戒斷苯二氮平類藥物的那段期間，我收到成千上百封來信。有些是同樣苦於戒藥的人，心急地懇求建議。有些來自苯二氮平類藥物依賴者或過世者的父母手足。每封訊息都是真心誠意，且往往滿溢他們各自經歷的苦痛，但這些信也都問著同一件事：我有沒有做到。就像周圍的人會問從無名戰役歸來的軍人，他們不僅想知道這場仗我是怎麼打的，也想知道我有沒有活下來。對於每一個疑問，我都明確回答：「**有**。」

從我第一次拿到安定文處方藥到現在已逾十年，從我改服樂平片並停留在醫生覺得不至於再沉陷進去的劑量，至今也五年多了。這個故事的完美結局會是我徹底斷絕苯二氮平類藥物。那會是好萊塢版本的明亮結局，我展翅高飛，為勝利而喜悅，差點奪走我性命的藥物不再留下一絲痕跡。但事實不是這樣。我的藥量減低到將近歸零，但離婚、撫養兩個孩子，以及賺錢育兒之必要，讓最後這一滴藥難以捨棄。我依然每晚吃五毫克樂平片。我希望有一天能停藥，但現在，我接受自從我開始服藥後，我的腦已與過去不同。我接受每一次回診拿藥時所感受到的軟弱。事實是，隨著我的身體健康再度震盪，回到藥物戒斷的黑暗是我不願面對的恐怖念頭。我和不完美的結局共存，這個結局使我謙卑也使我勇敢。我再也不會把健康視為理所當然，我也會永遠為那些困於苯二氮平類藥物依賴的人努力宣導。

所以這就是我回答的「**有**」。我的孩子現在十一歲和十二歲，我靠全職工作撫養他們，並利用之間的空檔寫作。單單這樣，就已經是我五年前想像不了的事。我會在客廳練習瑜珈，教我的孩子做頭倒立。我們會關燈演舞台劇，我充當導演和善用大小手電筒做燈光設計。此時此刻，我正努力教芬奇綁鞋帶。寫到這裡我應該提一下，芬奇並不是他的真名。我在書裡更動了一些人名，包括我兩個孩子的名字。除此之外，書裡的一切都是真實發生的事，本於我對這些事件的記憶，其中很多取自我在這整段期間寫下的日記和部落格。

寫到這裡時，Covid-19 大流行已值十個月，我深切意識到苯二氮平類藥物的處方開立和使用都向上竄升。許多名人坦露自己對贊安諾產生藥癮，在他們之前還有更多人因為服用此類藥物間接導致死亡。音樂人饒舌錢斯（Chance the Rapper）接受新聞主播凱蒂・庫瑞克（Katie Couric）訪問，表示自己曾對贊安諾成癮。二〇一五年，他稱「贊安諾是新時代的海洛因」。二〇一九年，小賈斯汀在《時尚》雜誌報導中坦承自己苦於贊安諾成癮，提到「嚴重時很黑暗。我記得有幾次我的保鑣半夜還得進來摸我的脈搏，看我有沒有在呼吸。」這並不奇怪。聲音花園（Soundgarden）樂團主唱克里斯．康奈爾（Chris Cornell）的死被判定為自殺後，他太太把開立無數安定文處方藥給克里斯的醫生告上法庭。她公開譴責是醫生開立的安定文導致他丈夫過世。面對康奈爾驟逝，《黑洞太陽》這首歌聽來格外悲涼。歌名恰恰呈現了安定文的形象——承諾帶來光明的藥，最終掏空你的生命。

二〇二〇年九月底，美國食品藥物管理局發布報告，苯二氮平類藥物即日起必須加注更強烈的警告標示。當局發現現有的標示資訊「對與此藥物相關之重大風險及傷害未提供足夠警語」，並補充說明成癮幾天內就可能發生。一個月後，加拿大政府也發布類似報告。我在戒斷第一年，曾向唯一設有刑事部門調查醫療疏失的州行政機關舉報神醫。之後有一名麻醉藥物探員向我問話，也聯絡了詹姆斯醫生和凱特醫生，但分別都只播了一通電話，留下語音訊息。他和兩位醫生並沒說上話，雖然他們都曾回電給他。後來這件事就靜靜結案了。神醫至今仍在執業。

本即破碎

2023 年 1 月

從神醫初次開立苯二氮平類處方藥給我到今天超過十二年了。這些年來很多人問過我，我有沒有回去找過他。「他知道嗎？你有辦法面對他嗎？」他們問。「沒有，」我跟克蘿伊班上同學的媽媽說。「我還沒送他我的書。我無意和他對質。他只是一個醫生。這樣的醫生成千上萬。」我到最近一直都無法想像再次面對這個人，這個人選擇的藥物帶來多年無聲的暴力、多年的苦痛。我會對他說什麼？抄起棍棒扁他？對他發洩醫療機關集體的傲慢與忽視？像灌鵝肝那樣強行把話一口氣灌進他的喉嚨，日後再挖出來搗成泥，抹到精巧的餅乾上端上晚宴餐桌？我會不會掐住他的脖子？

為這本書做功課的時候，我連絡他的診所想取得我的醫療記錄。**是，您可以拿到一份影本**，櫃台人員用歡快且令人放心的聲音說。她會把影本準備在前台。神醫目前人在外地；我問了清楚，確定我去不會遇上他。一想到走進診所與這個人說話，這個人開的處方藥把我推向死亡和殘疾邊緣，感覺就像自願要別人拿棒球往我的心窩**用力**投擲。

但這只是一部分事實。

另一部分事實，存在於我心底一個我一直想隱藏的地方，那個我始終覺得永遠破碎之處。這個部分日日行走於世間，依然因為苯二氮平類藥物氾濫不被重視而備感困頓。想到要面對神醫，就像自己去招惹這世間要命的漠不關心。大半個醫療界依然不承認苯二氮平類藥物對大腦可能造成殘害。**不會那麼嚴重的**，說詞無非是這樣，**以前也沒有病患抱怨過**。羞恥在視而不見中潰爛成傷，而只要科學事實仍被市場行銷高超的粉飾給遮蔽，視而不見就會持續下去。

根據巴倫傑（J. C. Ballenger）一九八八年發表於期刊《總體精神病學檔案》（*Archives of General Psychiatry*）[12]的論文，贊安諾製造商對十四周藥物研究僅引用第四周的統計數據，即宣稱相比於安慰劑，對恐慌症有緩和效果。服用第四周，贊安諾的研究受試者相比服用安慰劑有可見之改善。但是，到了前八周（積極治療階段）結束時，至少在依然留在研究中的受試者之間，評量表多數未出現顯著的統計差異。研究者沒有闡明的是試驗八周後，服用贊安諾的受試者開始進行為期六周的逐步減量停藥。減藥階段結束時，百分之三十九的受試者狀況惡化到不得不恢復服用苯二氮平類藥物，百分之三十五的人反覆出現比剛開始受試時更嚴重的恐慌和焦慮症狀，也有百分之三十五的人產生過往沒有的憂慮症狀。

總結來說，完整的十四周研究結束後，服用贊安諾的人其實反而更加恐懼、更加焦慮、恐慌發作更頻繁，在一份評估身心總體健康程度的全球通用量表得分更低。對臨床試驗的這種操作與對研究結果的失實陳述，大幅偏重製造商的利益。再加上對贊安諾可治療恐慌症的大力行銷，結果就是這種藥被當成外用藥膏一樣開作慢性處方，但它自己的試驗卻顯示長期使用效果只會衰減，甚至用藥一個月後就使受試者的焦慮和失眠加劇。但隨著行銷起飛，苯二氮平類藥物又一次成為社會文化裡的長效舒緩藥膏。拿病患的健康與安危當成本精心計算利益的這種行為，多年來令我啞口無語。

●

《我是這樣的媽媽》（*Blood Orange Night*）在二〇二二年六月首度出版。之後我接受過無數訪談，上過許多 Podcast 節目，採訪者往往會問我覺不覺得自己是成癮者。這是很合理的問題，我多年來一直不停苦思。我是嗎？成癮者又究竟代表什麼意思？

我最後得出一個事實，我們的文化對成癮的論述把我們歸為「不同的」成癮者，以至於

12 原注：J. C. Ballenger et al., "Alprazolam in panic disorder and agoraphobia: results from a multicenter trial. I. Efficacy in short-term treatment." *Arch Gen Psychiatry* 45, no. 5 (May 1988): 413–22. doi:10.1001/archpsyc.1988.01800290027004

我們為自己與他們的差距感到心安。我們覺得不必把他們看成是和我們一樣的人，同樣有人的需求、人的欲望，同樣承受我們人人所經歷的種種苦痛。**他們**本質上不是**我們**。這個詞本身就無比沉重。成癮者，依照文化論述是壞的。他們精神失常，懷著損毀的道德羅盤到處跑，留下的只有羞恥。我們苯二氮平藥物族群的人，不想和「成癮者」歸類在一塊兒。我們不想變成**他們**，他們是破碎的人。我們多數人都是為了治療某種型態的苦痛，拿到醫生處方，遵從醫囑服藥。我們產生「生理依賴」，但我們沒有「用藥」。我們沒有叛離常軌，我們不是為了尋求快感。

但這個觀點有其侷限。生而為人，我們全都經受苦痛，我們全都在尋找方法離苦得樂。這個方程式中不應該存有羞恥，而關於成癮的語言是一套羞恥的語言。我有那麼些害怕讓我的書面世，害怕把書送進神醫的診所，就是因為我依然感覺到羞恥。我希望無畏無懼、心無歉疚地行走於世，但有一小部分隱藏的我依然感到破碎、丟臉，滿心羞恥。也許純粹是我還不夠堅強。也許有些軟弱，我心中的一道黑影，受到了藥物荼毒。我害怕指指點點——我害怕被無視——我害怕自己的脆弱。

我在天真狂野的十八歲，曾經到尼泊爾旅行，並找到對東方精神修行的喜愛。我在加德滿都學習瑜珈和冥想。我在索盧坤布山區徒步跋涉，與高僧一同盤腿打坐。我蒙受他們的教誨，學習用冥想排解童年的痛。很有幫助，但悲傷黑暗的種子依然埋藏在我心中。**也許它永**

遠不會消失，我心想。**也許我永遠會有那麼一點破碎**。

而當我陷入苯二氮平藥物依賴，真正黑暗的時期降臨時，我以為對自己、對周遭世界已有的一切瞭解，頃刻間全被推翻。我墜落得又快又遠，甚至沒有多少餘裕可以讓我感覺破碎。我是從旋轉木馬上摔飛的孩子，重重撞在地面，胸口所有空氣全擠了出來。

我躺在這個比喻的地面上，多年來在痛中掙扎呼吸。

為這本書把一切寫下來的同時，我終於看見自己。我剖開自己，任由我的破碎如血滴落在紙上。我允許自己看見心中讓我覺得似乎走不下去的一切，也看著無論如何還是站了起來的那一部分的我。不再有隱藏。

印度神話中有一位女神，名字翻譯過來的意思是「本即破碎」。第一次聽到阿奇蘭德希瓦利（Akhilandeshvari），足踏鱷魚背的永恆破碎女神，我就知道我尋見了我的靈感女神。這位女神曉諭世人，我們的力量正源自於活在破碎之中，源自生活變幻漲落，不斷融合出不同自我。究其本質，自我本就是無限多的。本即破碎女神並不以固定的身分形象存在，她腳踏鱷魚，處於不停**化成**的狀態。正如多面稜鏡順著結晶切線煥發色彩，我們也是透過自身的裂痕才得以展現全部的美麗。

我的書出版半年後，我打電話到神醫的診所。**方不方便讓我送個禮物給神醫**？我問櫃台人員。**我能不能在他當天看診結束後去一趟，親自交給他**？她回答得尖銳冷酷。**我可以去，**

只要不耽誤太久。神醫下午三點半結束看診，三點四十五分會離開診所，她告訴我。我有短暫空檔。

診所搬了位置，畢竟我去看診也是十多年前了。診所在舊址的幾公里外，位於外觀平凡的兩層樓辦公建築一樓，這地方開的如果是會計或保險事務所也不奇怪。我在車上足足坐了五分鐘，感覺心臟一拳又一拳熱辣辣地捶著胸口。我不知道該有什麼期待。

診所裡很安靜。明亮的螢光燈，灰色地毯既實用又冰冷。偌大的前廳面對著掛號窗口，事務辦公室在右手邊，左側是方正的大候診室。一條走廊窄道從中切穿，我猜通往神醫的辦公室。候診室空蕩蕩的，只有四張鐵椅角度互相正對，排在一張更小的方桌四周。面對桌椅的單面牆漆成惹眼的紫色。

我和櫃台小姐打了招呼。**是，你可以在這裡等**，她對我說，並提醒我神醫很忙。她低頭瞄了瞄我手上包著橘色薄棉紙的黃色禮物袋。「我會轉達說你來了。」她說完往候診區域揚了揚下巴，示意我坐著等。

我挑了最能清楚看見通往後間走廊的椅子坐下。我看了看錶——下午三點十分。

我默默等待。

三點半。紫色的牆實在很鮮豔。

沒有人進出。螢光燈發出一陣陣嗡鳴。冬季灰色的眩光從開向馬路的大窗透入室內。我繼續等。

三點四十五分，有一扇門關上，我聽見地毯上傳來窸窣聲，接著他就站在我面前，笑容燦爛如佛羅里達的陽光。

我不記得他確切說了什麼。他笑容滿面問候我。我說我帶了禮物來。**知道我寫了一本書嗎？**「不會吧，我不知道。」他說著身體微微往後傾。我從袋子裡掏出書，掏出點燃的火把。「這個，」我說。「我很希望能讓你讀一讀。」

他把書揣向胸前並向我道謝。我問他有沒有時間聊一聊，但他比一比走廊說他還有病人在等。他遲到了，不趕緊去不行。「你讀過書之後能聯絡我嗎？」我問。「我很希望和你聊一聊這本書。」他答應說好。他看起來很誠懇，但我不怎麼相信他。

「我過幾天要去外地旅行。」他說。「我會在路途上看的。」

我以為這就是句點了。

我以為他會把書放在離這裡很遠的某張桌子上掉頭走開，但他沒有。他在耶誕前夕打來兩次電話。「有空打給我。」他說。「書我快看完了。」

我們來回傳了幾條簡訊，講定等他從外地回來以後在石洞茶屋（Tea Grotto）見面，那是鹽湖城一間雅致的下午茶館。我們一月七日在店裡碰面。時間剛近黃昏，天氣暖和，店內琥珀色的燈光舒緩了我的緊張。我走下車，透過玻璃窗看見神醫。他站在隔開主空間和牆面的大理石長吧台旁，牆上陳列數十種草本茶和養生茶。他穿了一件優雅的大衣，衣襬垂落至腳踝。他向周圍張望，手裡把玩著什麼。見我走進店裡，他的舉止有些僵硬。我們隔得遠遠的站著，不言而喻的話沉重得令我們尷尬。我們走向櫃台點餐，難為情地裝作只是兩個朋友大冷天在一間溫暖的茶館碰面敘舊，沒有別的。他請了我玄米綠茶。店內後側角落那個大家喜歡的半開放包廂今天竟然空著，彷彿世界特意打開一個小教堂供我們談話。

這一整個耶誕假期到見面前這幾天，我一直在想我會對他說什麼。我希望他理解我所經歷的事嗎？還是希望他感受到羞恥的灼燒？**我**真的想當一個把羞恥感這個燙手山芋扔進他屋子裡的人嗎？

本即破碎，我心想。如果我坐下來靜靜聽他想說什麼，會怎麼樣？如果我走進店裡不刻意克制情緒，並且相信他的心中可能也有個破碎的角落，又會怎麼樣呢？如果我們坐進彼此共有的人性空間裡呢？我知道我若對他抱持僵固的看法，勢必無法讓任何光線穿透進來。我必須甩落既有的我。我必須走進茶館裡的小教堂，坐進脆弱無助的空間裡。

他主講了一個鐘頭，他的聲音同時聽起來焦慮但也明理。我猜想他很習慣說話，也習慣別人聽他說話。但這一次不一樣。他面前這個人的人生因為他開的藥而分崩離析。他不清楚我對他打什麼主意。

他坐在我的右側，面朝前方，兩手像疲倦的鳥兒似的，反覆從腿上抬起再落向我們面前的柚木桌。他告訴我，他以前在紐約剛開始執業時，有陣子生活大亂。鳥兒抬起又落下，以不規律的節奏敲著柚木桌。他曾經連續兩星期睡不著覺。「我記得當時我心想，誰再建議我泡熱水澡，我一定會把他痛扁一頓。」他說。他坐在這間茶館小教堂裡的木頭長椅邊緣，近乎費力地挺直了背，目光偶爾望向我。苯二氮平拯救了當時的他。他斷斷續續吃了幾年，從沒出現問題，最多也就幾個晚上睡不安穩。他很抱歉，他說，他的聲音穩定流淌，我除非說話蓋過他，不然沒有交談的餘地。他記得我去看診當時有多絕望。天底下每一個人我都找過了——自然療法師、全科醫師、心理諮商師、薩滿巫師——這件事他還記得。他當時只希望能幫上忙。

我坐在小教堂空間裡，看著茶杯上的缺口、刻進木桌的線條、神醫腿上疲倦小鳥似的兩隻手。我們同樣本即破碎。我感覺身體鬆弛發熱。我偶爾會穿插幾句評論，但我想說的話都在書裡說了。現在輪到他說。他告訴我說，他在醫學院學到苯二氮平類藥物，只提到比巴比妥鹽類藥物好而且不會成癮。那是很久之前的事了，當時苯二氮平還是新藥，尚未出現依賴和戒斷的恐怖故事。他和我一樣，相信自己聽得的資訊。我看向他——這個讀完我的書願意與我見面的男人——然後明白了。他曾經在紐約破碎，他的醫學訓練並未提醒他苯二氮平類藥物具有危險，而他只是希望能幫上忙。就是這樣而已。也許他是該更細心留意。也許他是該多瞭解新近的醫學文獻。也許他是該關心我的後續情況，但事實是，他的苦也是我的苦。

他想幫忙，只是他並未能從過往經驗獲得我的書給予他的洞察。

我們聊到他最近幾年的執業所見。全球傳染病、政治動盪、經濟波動、通貨膨脹與遠方的戰爭所形成的壓力，導致身心疲乏愈見普遍。「每個走進診所的人，」他說，「都憔悴得難以想像。」我點頭。整個世界感覺裂解、不安、動盪不斷。

我們喝完了茶。神醫起身穿上他的長大衣。我們走向店外，走進靛青色的天空落下的細雪小雨。

「謝謝你撥出時間來聊一聊。」我說。

他站在石洞茶屋的玻璃店門前。雨雪細絲在車燈照耀下化成無數的小螢火蟲。他點點頭。「我學到很多很重要的事。」他抬起頭看向濕漉漉的天空說。「從你的書。」

這正是我能盼望的一切了，我心想。我走回我的車旁，望向那夜色中的螢火蟲。**謝謝你**，我對宇宙低聲呢喃，心中散放出寬恕的光，我一直都沒意識到我多需要這道光。

謝詞

「謝謝你賜予我新生」這句話怎麼說都不夠充分，但我會盡力。謝謝凱特醫生和詹姆斯醫生，你們給了我希望，在我深信自己可能注定不該活在這世界上的時候，你們將我一把拉住。但願你們的病患知道自己能遇到你們是多麼的幸運。

布蘭特．奧特利和克里斯．羅傑，我無從表達我有多感激，是你們的冷靜持守和忍術般的驚奇針法使我振作起來。謝謝在瓦薩奇社區針灸坊工作的每個人，因為你們提供低價的針灸服務，我才幸而能重建我的神經系統。你們的非營利診所是義行在醫療照顧領域的真實體現。也謝謝社區針灸民眾團體（People's Organization of Community Acupuncture，POCA）建立可負擔、易取得的針灸醫療模式，減少個人和群體所受的病痛。要是沒有你們，我不知道自己是否熬得過來。

傑拉德和艾莉絲．拉扎爾，你們是我的巢，也是我的心跳，上帝知道二者我都需要。你們的溫暖慷慨豐厚到足以照亮整座城市。你們召集了 Imagine Dream Team 夢想團隊，匯聚了仁慈，喜悅源源流淌。希拉蕊、聶瓦、珍妮絲、桑德、傑德、蘇菲亞、薩吉、潔西卡，以及下一位神祕嘉賓，我愛你們。

芬奇和克蘿伊，你們在我心中代表什麼也許你們永遠不會知道。我只希望你們盡情飛翔時，有無上的喜悅照亮你們的翅膀。看著你們羽翼漸豐，每天都令我激動不已。我用全身上下每一條肌肉愛著你們。

奧林帕斯山長老教會托兒中心的員工，謝謝你們極盡所能照顧芬奇。你們讓我一開始能擁有充分的寬裕，我永遠感謝你們對我和我們一家人始終釋出的善意。

媽，謝謝你這麼多個月裡陪著我、握住我的手。你懂我的痛苦，這就已經意義重大。爸和克里斯——謝謝你們盡己所能支持我。遠遠看見卻不清楚我怎麼了一定很可怕。

給麥特．薩米特和羅伯特．惠特克一個亂糟糟的大擁抱。當我從苯二氮平依賴的深溝裡伸出手，你們是我在黑暗中的提燈。我當時稱你們是我的英雄，你們直到今天依舊是。何其幸運能找到你們。

謝謝我的寫作社團，我加入的時間比我的婚姻還久：桃樂斯．考克斯、布蘭達．蘇．考利、凱文．瓊斯、史帝芬．特林布、戴夫．瓊斯、寇特．普卡特。你們見過我最混亂、最絕望的樣子，但你們依舊看見我詩人的光。你們是最歡樂的寫作家庭，我們周末吵鬧的聚會總讓我想起我喜歡的事物，並一次次把我拼合起來。我們是一群龍蛇混雜、生猛帶勁的船員，沒有你們我不可能堅持下去。

我最深的感謝和最誠摯的歉意獻給我初稿的讀者——強納森、雪兒、麗莎、貝絲，以及其他每一個或勇敢或愚蠢到願意讀稿的人。我龐雜不羈、一吐為快的初稿厚達四百五十頁。你們縱身投入，成為第一批測試版讀者，為此我永遠感激。

謝謝安，沒有你我熬不過二〇二一年的夏天。你是陽光，你是躲在嘴裡的獨角獸的發現人。我一生感謝。

謝謝傑洛姆，你是最純粹的愛，謝謝你教導我重點不在被擊倒，重點在爬起來。帥呀，我信了。

謝謝馬克．馬拉泰斯塔，你給了我開拓出版之路的開山刀。你的真誠、正直和對我的信心，意義無可比擬。

謝謝我的經紀人珍．納多爾——誰知道我竟能遇到這樣一個與我天造地設的人選。你住在老穀倉裡是吸引我找上你的原因（這當中的浪漫主義精神！）有你的聰慧和可靠的指引，我狂放的能量才有了地方奔流。謝謝蕾貝卡．史托貝爾——誰又知道我能遇見一個我也傾慕的編輯？你看出所有我有所保留的地方，協助我做到更加真實。你正是我需要的X光眼。你甚至會看我傳在 Instagram 的影片，我出於我標準自我陶醉的熱情傳了那麼多影片，你一次也沒有尷尬咳嗽請我別打擾。我們**同在**這一趟精彩刺激的雲霄飛車上，我保證我會繼續帶爆米花來。

莎拉、艾米、潘、金德拉、班、桑德、傑德、薩吉、G-love——謝謝你們在能力可及時給予我無數小小的喜悅。

謝謝彼得．雅羅——你永遠不會知道，你表現出的單純善意帶給我多大的力量。

到此謝詞還不完整，我還必須大聲向我 Kickstarter 的募資支持者道謝——**我一切成就全都要歸功於你們**。各位有將近一百人相信我能寫出這本書而願意掏錢支持我。是你們讓我和兩個孩子在二〇一五年能不愁吃穿。你們的集體支持，讓我在寫作本書初稿期間有了能抓住的浮筒。我全心感謝你們信任我、相信我能做到。（萊絲莉和李——我還欠你們，請讓我各請你們喝一杯茶。）

最後，也終生感謝已故的海瑟．艾希頓教授留下她三十多年來對苯二氮平類藥物的研究。她對苯二氮平類藥物依賴與戒斷者的奉獻，讓我們許多人有了活下去的機會。深深懷念她。

我是這樣的媽媽

育兒、失眠與藥物依賴的痛苦編年

Blood Orange Night: My Journey to the Edge of Madness

〔identity〕010

作者 梅麗莎・邦德（Melissa Bond）
譯者 韓絜光

副總編輯 洪源鴻
責任編輯 洪源鴻、張乃文
行銷企劃 二十張出版
封面設計 傅文豪
內頁排版 宸遠彩藝

出版 二十張出版／左岸文化事業有限公司
發行 遠足文化事業股份有限公司（讀書共和國出版集團）
地址 新北市新店區民權路108-3號3樓
電話 02・2218・1417
傳真 02・2218・0727
客服專線 0800・221029
信箱 akker2022@gmail.com
Facebook facebook.com/akker.fans
法律顧問 華洋法律事務所 — 蘇文生律師

印刷 呈靖彩藝有限公司

出版 二〇二四年十一月 — 初版一刷
定價 四五〇元

ISBN | 978-626-7445-51-8（平裝）、978-626-7445-47-1（ePub）、978-626-7445-48-8（PDF）

我是這樣的媽媽：育兒、失眠與藥物依賴的痛苦編年
梅麗莎・邦德（Melissa Bond）著／韓絜光譯
初版／新北市／二十張出版／左岸文化事業有限公司出版／遠足文化事業股份有限公司發行
2024.11 ／ 336 面／ 14.8 x21 公分
譯自：Blood Orange Night: My Journey to the Edge of Madness
ISBN：978-626-7445-51-8（平裝）
1. 邦德（Bond, Melissa） 2. 失眠症 3. 安眠劑 4. 藥物成癮 5. 婦女健康
415.9983 113012684